Yoga
Basics

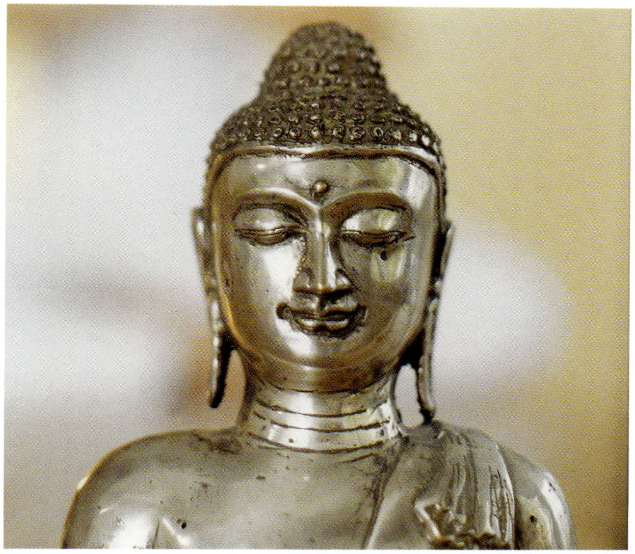

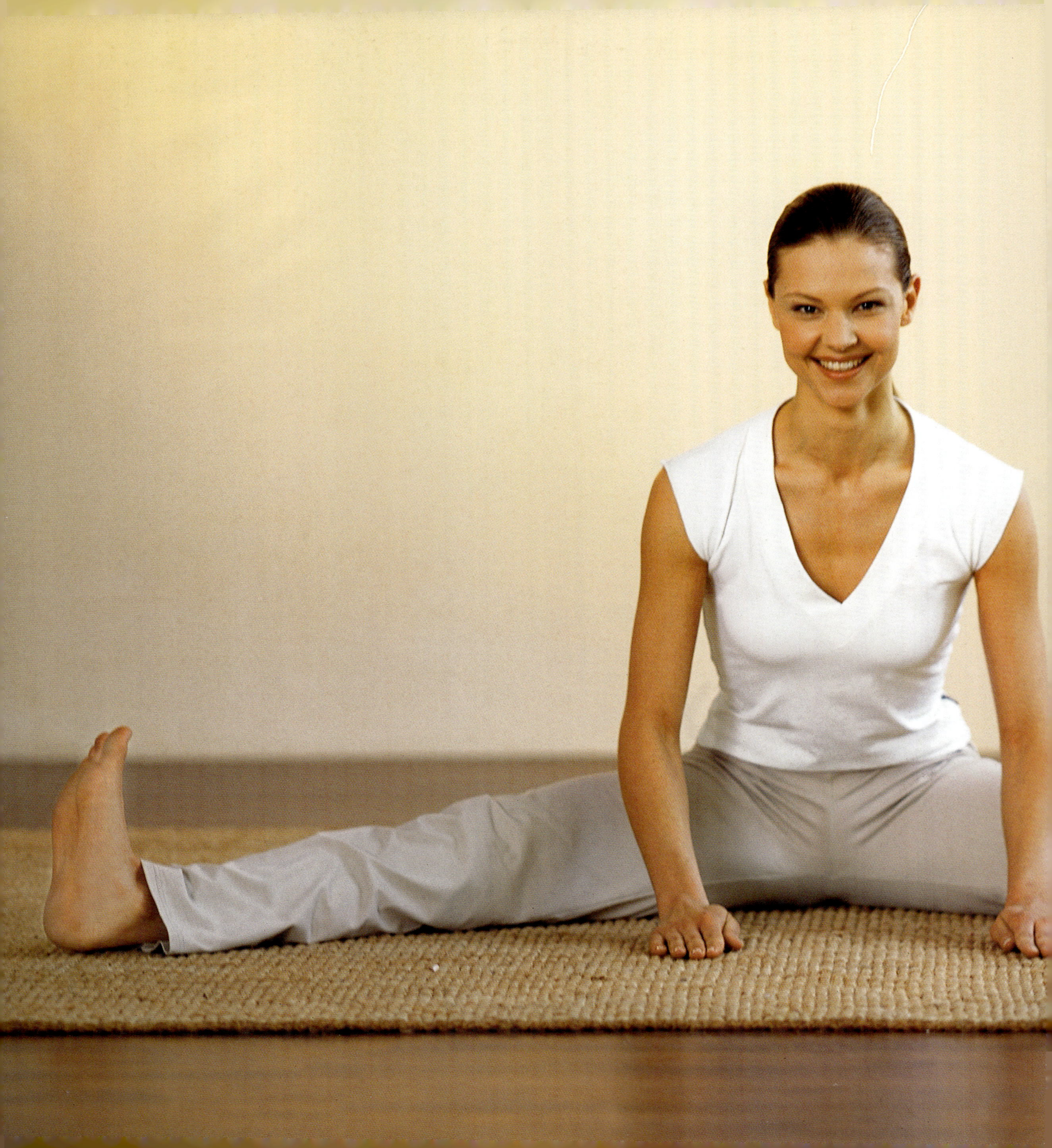

Amiena Zylla
Wolfgang Mießner

Yoga *Basics*

Jede Körperhaltung mit

- *Vorübungen*
- *Innerer Ausrichtung*
- *Wirkung auf Körper und Geist*

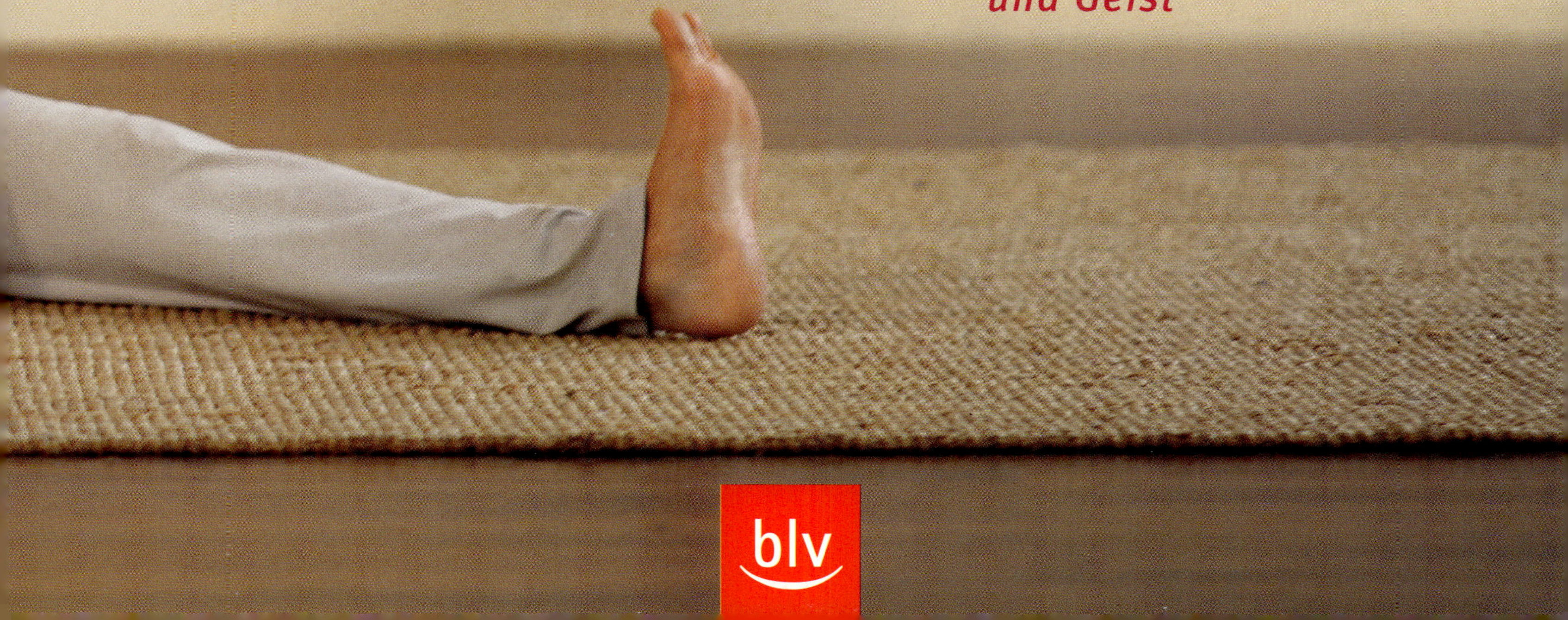

blv

Ihr Start in die faszinierende Welt des Yoga

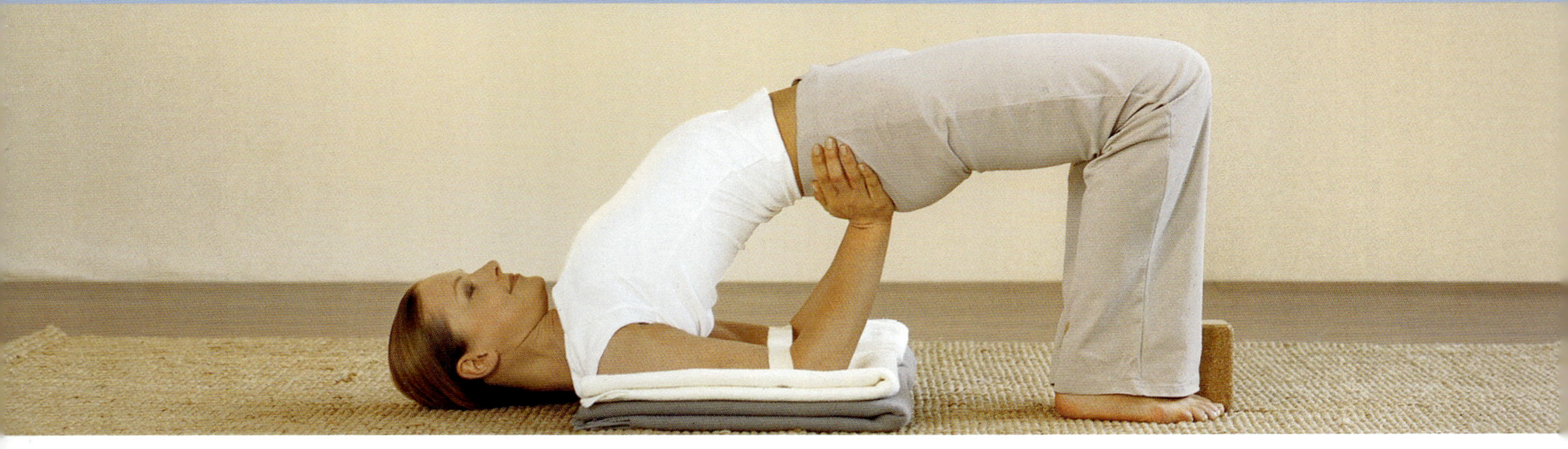

Inhalt

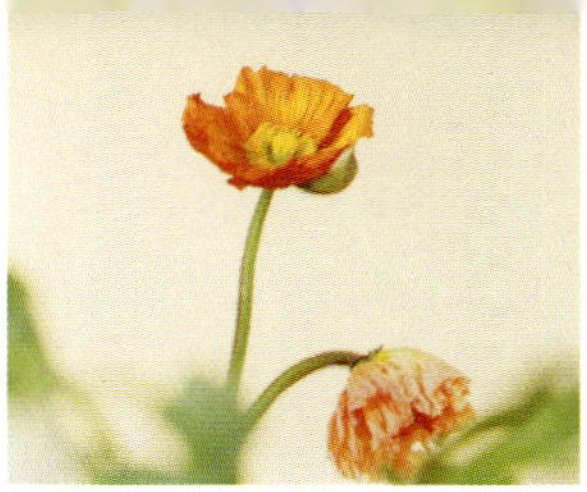

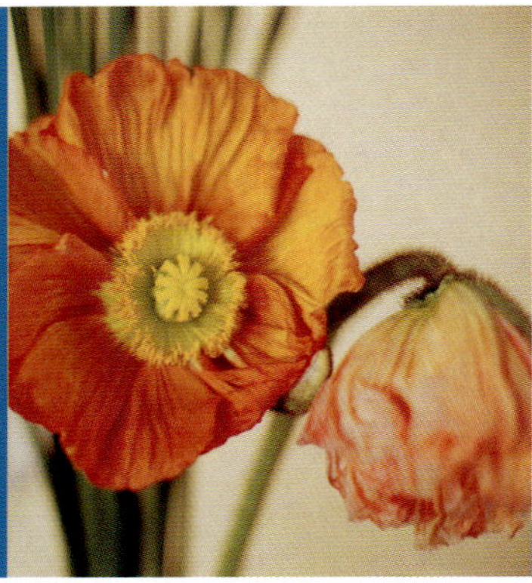

Vorwort

Ein Schüler, der ausschließlich den körperlichen Aspekten des Yoga Beachtung schenkt, gleicht einem begradigten Kanal, der ohne Tiefgang schnell seiner Mündung entgegenfließt. Der Lernende, der sich auch den seelischen und geistigen Aspekten zuwendet, wird wie ein sanft dahinfließender Fluss, der das umliegende Land bewässert und fruchtbar macht.

B.K.S. Iyengar

In unserer heutigen Zeit hetzen wir unerbittlich tagaus, tagein durchs Leben. Alles muss schnell gehen, unproduktive Dinge und Tätigkeiten werden als Zeitfresser abgetan. Doch Stress und Hektik machen den Körper und die Seele krank. Mit Yoga lernen wir innezuhalten. Wir lernen wieder Mut zur Langsamkeit, wir lernen unser eigenes »Ich« zu erkennen. Das ist aber nicht alles. Viele der Übungen ermöglichen nicht nur spirituelle Erfahrung, sie stärken auch Muskeln, Herz, Atmungs- und Immunsystem und entspannen Körper und Geist. Die Ergebnisse, die durch eine regelmäßige Ausübung der Techniken des Hatha-Yoga (Yoga der Anstrengung) erreicht werden, sind dermaßen verblüffend, dass er sich im Westen konstant, wenn nicht sogar rasant, verbreitet. Yoga ist mehr als nur ein Trend – für viele ist es ein völlig neuer Lebensstil.

Als Leser dieses Buches erhalten Sie erste Einblicke in die Kunst des Yoga und gewinnen als Übender körperliche Gesundheit und geistige Zufriedenheit. Lassen Sie sich auf unsterbliches Wissen ein und genießen Sie die Praxis. Lassen Sie sich Zeit und erkennen Sie, dass Yoga in kleinen Schritten Ihr Leben in all seinen Aspekten bereichert.

Amiena Zylla und Wolfgang Mießner

Dank

Wir danken all unseren Schülern, die uns seit vielen Jahren regelmäßig besuchen und uns auf unserem Yoga-Weg begleiten. Nur durch sie konnte dieses detaillierte Übungsbuch entstehen.

Der Einsatz, die Kreativität und die Flexibilität des Verlages, insbesondere unserer Koordinatorin Manuela Stern, unserer Lektorin Claudia Götz und der Lektoratsleitung Sabine Schulz, waren von unschätzbarem Wert bei der Umsetzung des Themas und der Fertigstellung des Buches. Ein besonderer Dank gilt dem kreativ professionellen Einsatz von Sammy Hart, unserem Fotografen, der seine Bilder nicht einfach nur schießt, sondern von Künstlerhand »malt« und dem Model Anna Torzewski, das geduldig und stets gelassen unseren Anweisungen folgte. Saskia Stoewer, Make-up-Artistin, begleitete das Fotoshooting mit gekonnten Pinselschwüngen.

Schließlich sind wir den vielen Lehrern dankbar, die uns stets motiviert, inspiriert und die uns mit scheinbar unendlicher Energie wertvolles und verborgenes Wissen gelehrt haben. Insbesondere möchten wir Dharmavirshing Mahida (Indien, Poona) erwähnen.

Zu diesem Buch

Wer mit Yoga beginnen will, stellt sich meist die Frage, wie seine ersten Schritte aussehen sollen. Besucht man einen Einsteigerkurs bei der Volkshochschule oder in einem Yoga-Studio, kauft man sich eine DVD oder ist ein entsprechendes Buch die beste Wahl? Diese Frage können nur Sie selbst beantworten. Wobei fühlen Sie sich am besten, was sagt Ihnen Ihre Intuition?

Dieses Buch ist aus der Idee heraus entstanden, dass sehr viele Einsteiger am liebsten zu Hause in den heimischen vier Wänden beginnen wollen. Bevor wir die erste Konzeption dieses Buches unserem Verlag vorstellten, ging eine monatelange Recherche auf dem deutsch- und englischsprachigen Buch- und DVD-Markt voraus. Natürlich haben wir festgestellt, dass jedes Medium unterschiedliche Übungen vorstellt. Bei den DVDs fehlte schon die Erwähnung der positiven Effekte der einzelnen Haltungen und – ganz gleich was wir genauer unter die Lupe genommen haben – häufig vermissten wir Hinweise zu spezifischen Kontraindikationen. Wir »untersuchten« alles mit den Augen eines absoluten Einsteigers und überlegten intensiv, welche Informationen notwendig, hilfreich, inspirierend oder aber überflüssig seien könnten. Entstanden ist ein Yoga-Buch, welches Sie bei Ihren tatsächlich allerersten Schritten behutsam und sinnvoll begleiten soll.

Im ersten Kapitel »Yoga verstehen« können Sie einiges über die Hintergründe des Yoga erfahren. Der Kern dieser Lektüre liegt im Übungsteil, dem zweiten Kapitel »Yoga üben«. Hierin liegt auch die Einzigartigkeit des Buches. Jeder yogischen Haltung geht ein kurzer und informativer einleitender Text voraus. Natürlich erwähnen wir auch die spezifischen Wirkungen und sagen Ihnen, wann Sie vorsichtig sein müssen. Anschließend haben wir uns nicht damit zufrieden gegeben, einfach eine Haltung vorzustellen, sondern beginnen mit ein bis vier vorbereitenden Übungen. Unser Anliegen ist es nämlich, Sie auf die Anforderungen, die bei einer Hauptübung auf Sie zukommen, körperlich vorzubereiten. Dabei lernen Sie unter anderem, worauf es bei einer Haltung ankommt und schulen das Verständnis für die Stellung sowie die korrekte Ausrichtung Ihres Körpers. Erst dann erklären wir die tatsächliche Asana (Haltung). Da man beim Üben nicht nur den Körper, sondern auch seinen Geist bzw. seine imaginäre Vorstellungskraft aktivieren soll, geben wir Ihnen auch einige Anregungen für Ihre eigene gedankliche Ausrichtung während Sie in einer Haltung verweilen. Zusätzlich zeigen kleine Zeichnungen am Rand mögliche Fehler, die Sie vermeiden sollen.

Wir wünschen Ihnen mit diesem Buch einen gelungenen Start und inspirierende erste Schritte in die Welt des Yoga.

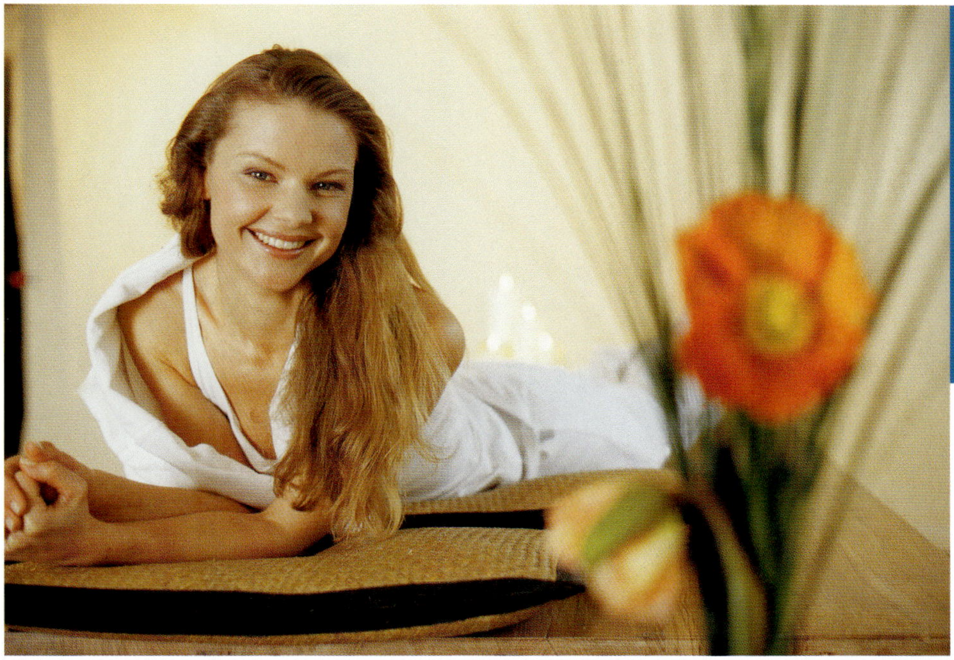

Wer regelmäßig Yoga übt entwickelt Freude und Zufriedenheit.

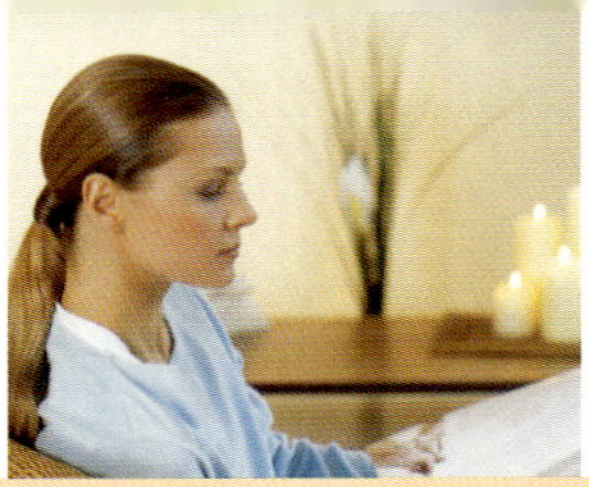

Yoga verstehen

Yoga als Trainingsprogramm –
oder als ganzheitliche Lebensweise

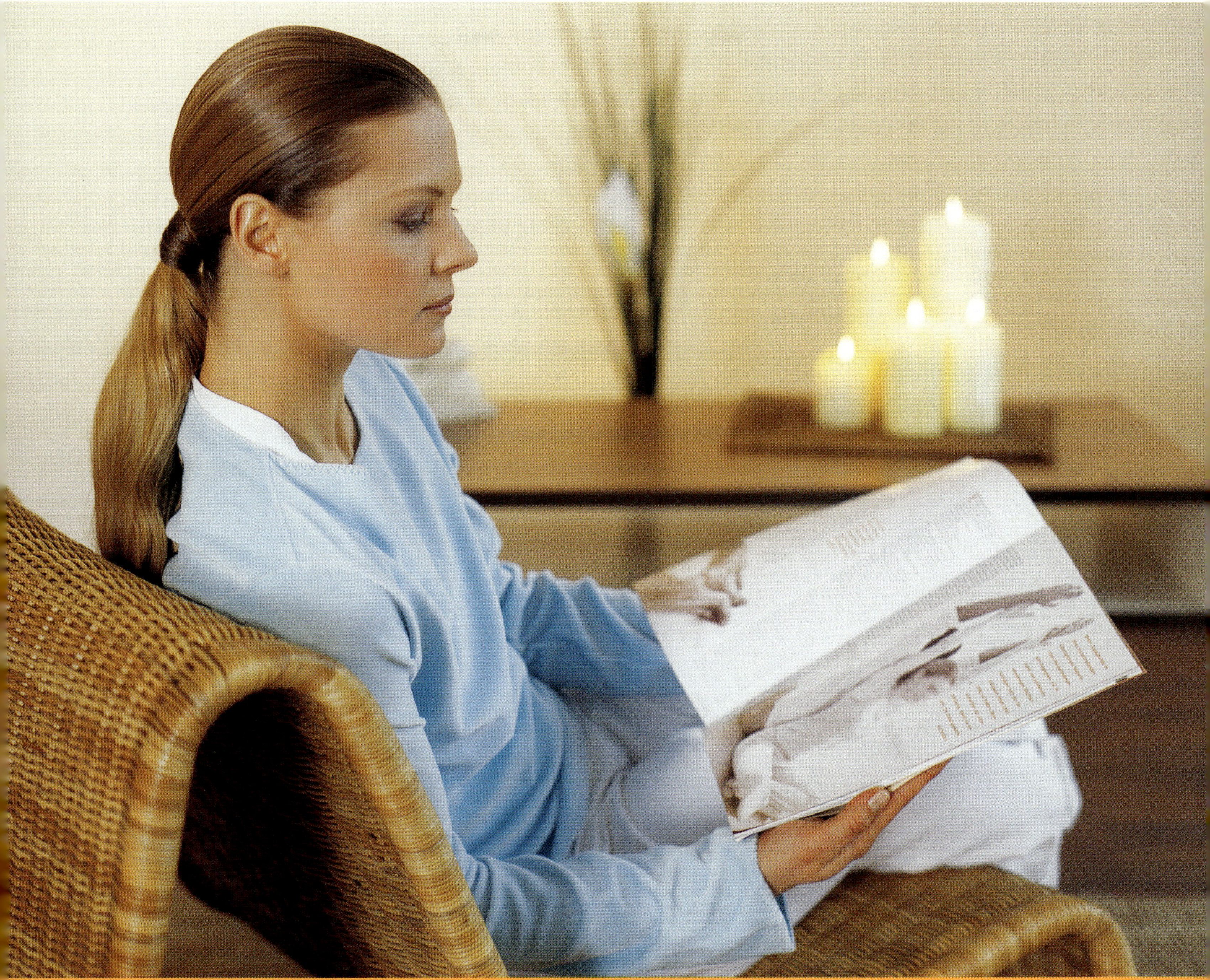

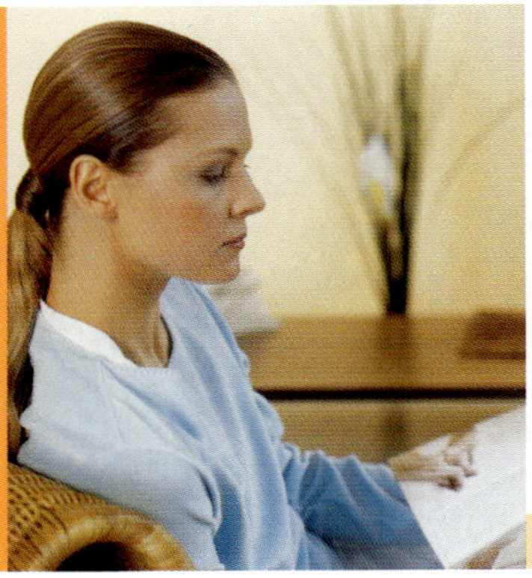

Was bedeutet Yoga?

Den Wagen des Geistes anschirren

Yoga ist in aller Munde. Das Wort aus einer anderen Kultur ist in unseren Sprachgebrauch übergangen, wie Milch, Brot oder Wasser. Der Duden erlaubt, »der« oder »das« Yoga. Man kann den Begriff in allen Lexika finden, wenn auch manchmal mit »J« geschrieben.

Das Wort Yoga hat seinen Ursprung im Sanskrit, einer alten indischen Sprache, der sich die religiöse Elite Indiens bediente. Es bedeutete anfänglich »das Anschirren« oder »Anjochen« von Zugtieren vor einen Wagen. Später erkannten die Inder, dass die menschlichen Sinne und Triebe an den »Wagen« des Geistes »angejocht« werden müssen, um dem Menschen die Vervollkommnung zu ermöglichen. Aus Yoga ist somit eine der sechs großen indischen Philosophien entstanden. Heute steht Yoga für eine Fülle von Methoden und Techniken, die letztendlich alle ein gemeinsames Ziel haben: Körper, Geist und Seele miteinander zu vereinen, sie zu harmonisieren. Anders ausgedrückt soll Yoga die wahre Identität des Menschen wiederherstellen. Zu diesem übergeordneten Ziel führen viele verschiedene Yoga-Wege. Doch zu Beginn könnte uns die Auseinandersetzung mit ihnen nur verwirren. Lassen Sie sich mit den folgenden Zeilen dennoch ein bisschen in die Vergangenheit entführen. Genauer gesagt einige tausend Jahre vor unsere Zeit.

Die Wurzeln des Yoga

Die Entwicklung von Yoga erstreckt sich über viele Jahrtausende. Manch indischer Weiser sagt sogar, dass Yoga seit Beginn der Menschheit existiert. Historiker nehmen an, dass die grundsätzliche Idee vor etwa 3000 Jahren im Südwesten Asiens entstanden ist. Völkerwanderungen trugen dazu bei, dass Yoga auf den indischen Subkontinent gelangen und sich dort ausbreiten konnte. In dieser frühen Zeit, die durch Ritual- und Opferkulte geprägt war, waren Yogapraktiken stark von den Vorstellungen der Askese und Mystik geprägt. Ausschließlich Heilige suchten damals über den Yoga »Kontakt mit dem Göttlichen«. Körperübungen, wie wir sie heute praktizieren, waren nicht bekannt. Einzig Artefakte, welche bei Ausgrabungen gefunden wurden, zeigen meditierende Menschen im Lotussitz. Padmasana – wie der Lotussitz im Sanskrit genannt wird – war demnach die erste yogische Haltung (Asana = Haltung, Stellung; Yogasana = Haltung im Yoga).

Der Überlieferung nach saßen die alten Heiligen jahrhundertelang in Padmasana, um sich mit den Göttern zu messen und ihnen ihren Willen aufzuzwingen. Später nahmen die aufwändigen Ritual- und Opferpraktiken ab. In den Schriften dieser Zeit, den Upanishaden (ca. 900–300 v. Chr.), findet man viele Überlegungen vom Verhältnis des Menschen zu Gott. Der philosophische Leitsatz ist einfach zusammengefasst in dem Ausspruch »Tat tvam asi«, was so viel heißt wie »Du bist das«.

Ein Begleiter für das Leben

Viele Jahrhunderte diente der Yoga demnach der Geistesschulung und Selbsterkenntnis. Die Bhagavad-Gita, ein heiliger Text der Inder, lehrt bzw. diskutiert drei wesentliche Yoga-Wege:

- Karma-Yoga (Yoga des bewussten Handelns),
- Jnana-Yoga (Yoga der Erkenntnis) und
- Bhakti-Yoga (Yoga der liebenden Hingabe an das Göttliche).

Diese Schrift enthält quasi die innere Essenz Indiens, die sittlichen und spirituellen Prinzipien, wie man sie in den allerfrühesten heiligen Texten dieses uralten Landes findet. Wer die Bhagavad-Gita ließt, greift über zahllose Epochen hinweg in fernste Zeiten zurück – und dennoch kommt einem dieses Wissen auch heute noch seltsam nah und vertraut vor. Für die Inder gilt sie als »Guide to life«. Sogar Buddha folgte vor seiner Erleuchtung einige Zeit dem Weg des Yoga und ließ Erkenntnisse daraus in seine Lehren einfließen.

Das erste Yoga-Handbuch

Etwa 200 v. Chr. schreibt der Weise Patanjali die Yoga-Sutren, welche in allen Traditionslinien des Yoga anerkannt sind. Sie gelten bis heute als Grundlage des Yoga-Übungsweges. Nun könnte man sagen: das erste Handbuch für Yoga ist entstanden. Der Yoga-Weg, den Patanjali beschreibt, ist auch bekannt als Ashtanga-Yoga – der Yoga des achtgliedrigen Pfades (Seite 22).

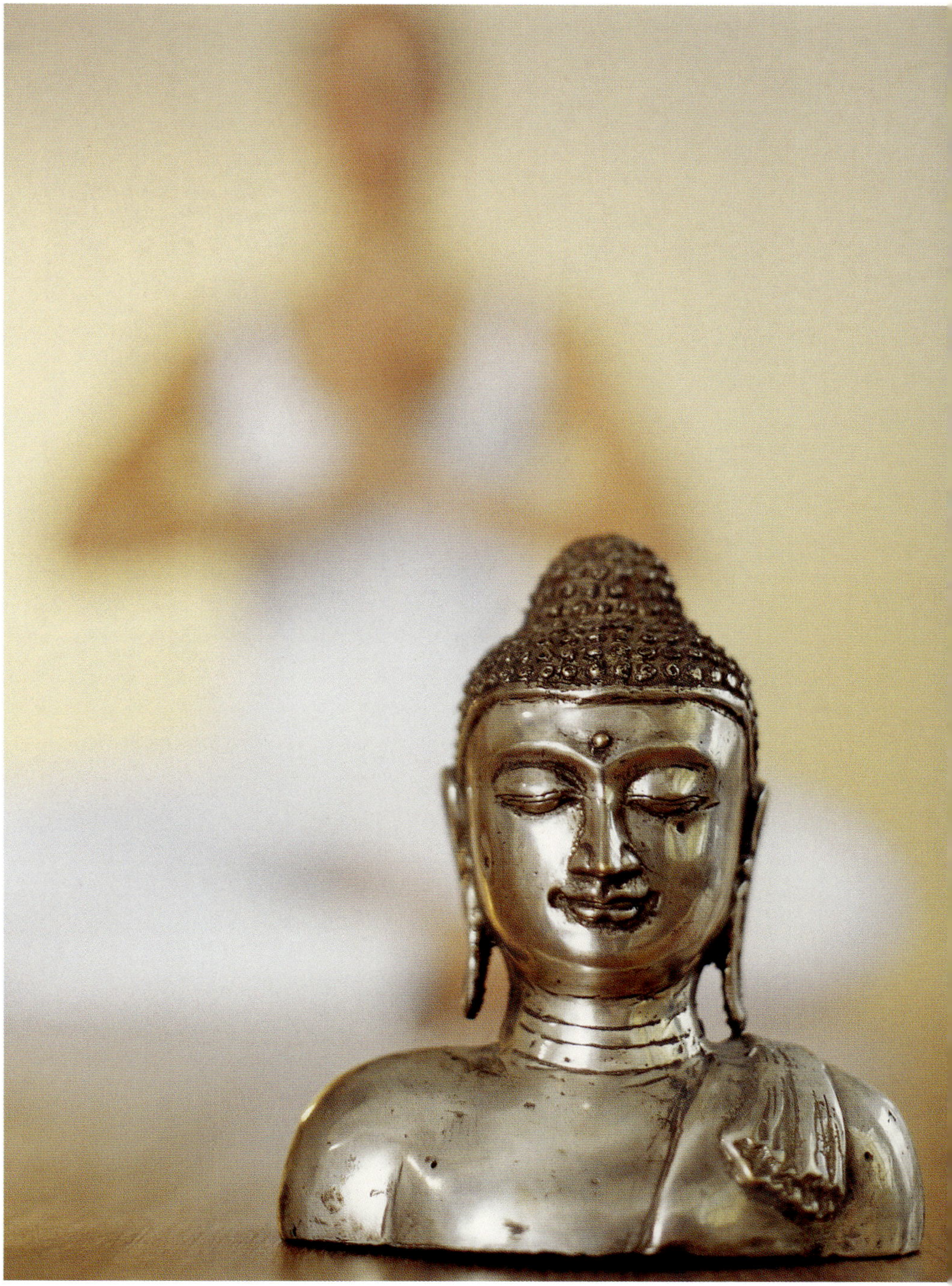

Hatha-Yoga

Die Entwicklung des Yoga in den nächsten Jahrhunderten brachte die letzte klassische Schule hervor – den Hatha-Yoga. Dieser »Yoga der Anstrengung« entstand etwa 1000 n. Chr. Er beschreibt einen Weg, den wir normalerweise heute mit Yoga verbinden. Viele setzen ihn mit dem körperlichen bzw. physischen Yoga und den Asanas gleich, auch wenn er viel mehr ist als das. Der Hatha-Yoga (Ha = Sonne, Tha = Mond) ist also eigentlich eine sehr späte Entwicklung. Er beinhaltet verschiedene Körperübungen, Atemübungen, Reinigungstechniken und vielfältige Entspannungs-, Konzentrations- und Meditationsformen. Etwa 1400 n. Chr. entstand auch hierzu ein erster schriftlicher Leitfaden, die Hatha-Yoga-Pradipika vom Weisen Swatmarama. Zu dieser Zeit etwa stand der Yoga-Übungsweg auch erstmals allen Menschen zur Verfügung, was bedeutet, dass auch Frauen das Üben erlaubt war und es egal war, welcher Religion oder Kaste man angehörte.

Viele Traditionen

Im Laufe der Geschichte hat Yoga etliche Traditionslinien hervorgebracht. Jede Tradition hatte ihren Begründer und wurde üblicherweise im Einzelunterricht vom Lehrer an die Schüler weitergegeben. Nur sehr wenige Schüler erhielten vom Meister letztendlich die »Erlaubnis« seine Tradition weiterzuführen und damit zum Linienerhalter zu werden.

Ab dem 16. Jahrhundert verlor Yoga in Indien unter anderem aufgrund der Herrschaft der Briten an Bedeutung. Sie setzten ihn mit Magie gleich und lehnten ihn vehement ab. Doch auch die brahmanische Oberschicht war mit der Entwicklung des Yoga nicht mehr ganz zufrieden, da sich mit der Zeit fragwürdige Techniken und Ziele herausgebildet hatten. Erst im 20. Jahrhundert, nach der langen Zeit der Kolonialisierung durch die Engländer, besannen sich die Inder wieder auf ihre Kultur und wandten sich ihrem spirituellen Erbe zu. Das Interesse der westlichen Welt führte dazu, dass viele indische Yoga-Meister nach Europa und in die USA reisten und dort sogar den Rest ihres Leben verbrachten, da sie hier mehr Anerkennung und Auskommen fanden. Und viele Lehrer, die in Indien blieben, unterrichteten überwiegend westliche Schüler. In diesem Zusammenhang entstand der moderne Yoga mit seinen körperorientierten Strömungen. Viele behaupten, dass man die besten Lehrer des Hatha-Yoga heute im Westen finde und dieser Yoga auch am weitesten entwickelt sei.

HINWEIS

Laut der Aussage eines bekannten indischen Yoga-Meisters Anfang des Jahres 2005, erlebt übrigens nicht nur der Westen, sondern auch Indien selbst, derzeit einen Yoga-Boom, wie nie zuvor.

Als der Yoga in den Westen kam

Ein wichtiger Anstoß für die Ausbreitung des Yoga im Westen war der Auftritt von Swami Vivekananda in Chicago auf dem »Weltparlament der Religionen« im Jahre 1893. Mit seinen Ausführungen über die Geisteswelt Indiens weckte er die Neugier vieler Amerikaner. Er begeisterte sein Publikum so stark, dass dies eine regelrechte Amerika-Tournee nach sich zog.

Yoga damals

In Europa hielten der Hatha-Yoga und der klassische Yoga Patanjalis um 1930 Einzug. Damals beschäftigten sich nur wenige mit den indischen Schriften und den Körperübungen. Einige reisten nach Indien und baten die großen Meister um Einweisung. In den 1960er-Jahren kam der Durchbruch und Yoga wurde auch in Deutschland populär. Der spirituelle Aspekt wandelte sich dabei zu einem gesundheits- und fitnessorientierten. Viele übten die Asanas mit dem Hintergrund gesünder, schlanker oder einfach leistungsfähiger zu werden.

Yoga heute

Der »moderne« Yoga beginnt in den 1990er-Jahren. Er bietet uns die unterschiedlichsten Wege bzw. Traditionen. Manche Schulen stellen den Aspekt der Selbstfindung und Spiritualität in den Vordergrund, andere wiederum legen den Schwerpunkt auf die Körperübungen, welche von Spezialisten immer weiter verfeinert werden, um auch therapeutischen Ansprüchen zu genügen.

Der Charakter des Yoga

Die unterschiedlichen Yoga-Wege, Traditionslinien und Schulen tragen nun dazu bei, dass Ihnen vielleicht jemand erzählt hat, Yoga sei nur dies oder nur das. Lassen Sie sich davon nicht verwirren. Yoga ist viel zu umfassend, um ihn auf etwas Bestimmtes zu reduzieren. Definieren Sie Yoga am besten für sich selbst. Für Ihre ersten Schritte ist es vollkommen richtig, Yoga als eine Form der Gymnastik zur Gesunderhaltung oder Stressreduzierung zu betrachten. Genauso richtig wäre es, wenn Sie unter Yoga einen Weg zur Selbstfindung verstehen. Erfahren Sie, was Yoga für Sie alles sein kann:

- Yoga ist für mich eine Form der Gymnastik.
- Yoga ist für mich ein körperbetontes Fitnesstraining.
- Yoga ist für mich eine Methode Stress abzubauen.
- Yoga ist für mich ein gutes Mittel, den Alltag hinter mir zu lassen, mich zu entspannen oder zu meditieren.
- Yoga ist für mich die beste Gelegenheit gesund zu bleiben bzw. zu werden.
- Yoga ist für mich eine Methode mich selbst besser kennen zu lernen.
- Yoga ist für mich ein spiritueller Weg.

Ganz gleich ob Ihr Weg körperlich, geistig oder seelisch sein wird oder ob er alle drei Aspekte verbindet, eines ist gewiss: Jeder Weg wird der richtige sein, es gibt keinen falschen. Und wenn Sie an ihm zweifeln oder merken, dass der Charakter Ihres eingeschlagenen Weges nicht zu Ihnen passt, dann biegen Sie ab, um eine neue Route auszuprobieren. Welcher Grund auch dazu geführt haben mag, dass Sie auf Yoga aufmerksam geworden sind, auf jeden Fall ist es richtig mit den Übungen in diesem Buch zu beginnen. Warum das so ist, erfahren Sie auf den nächsten Seiten.

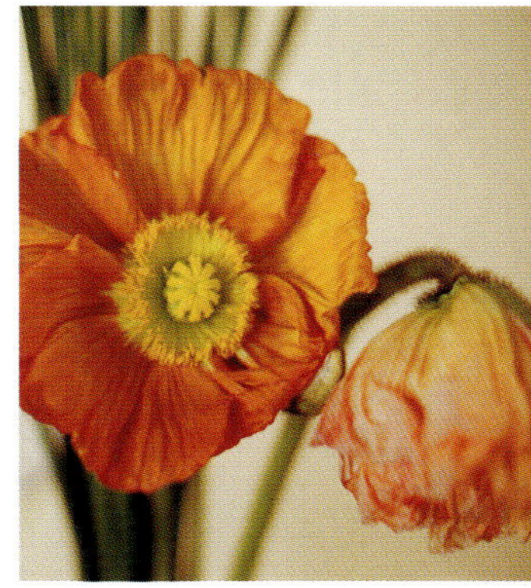

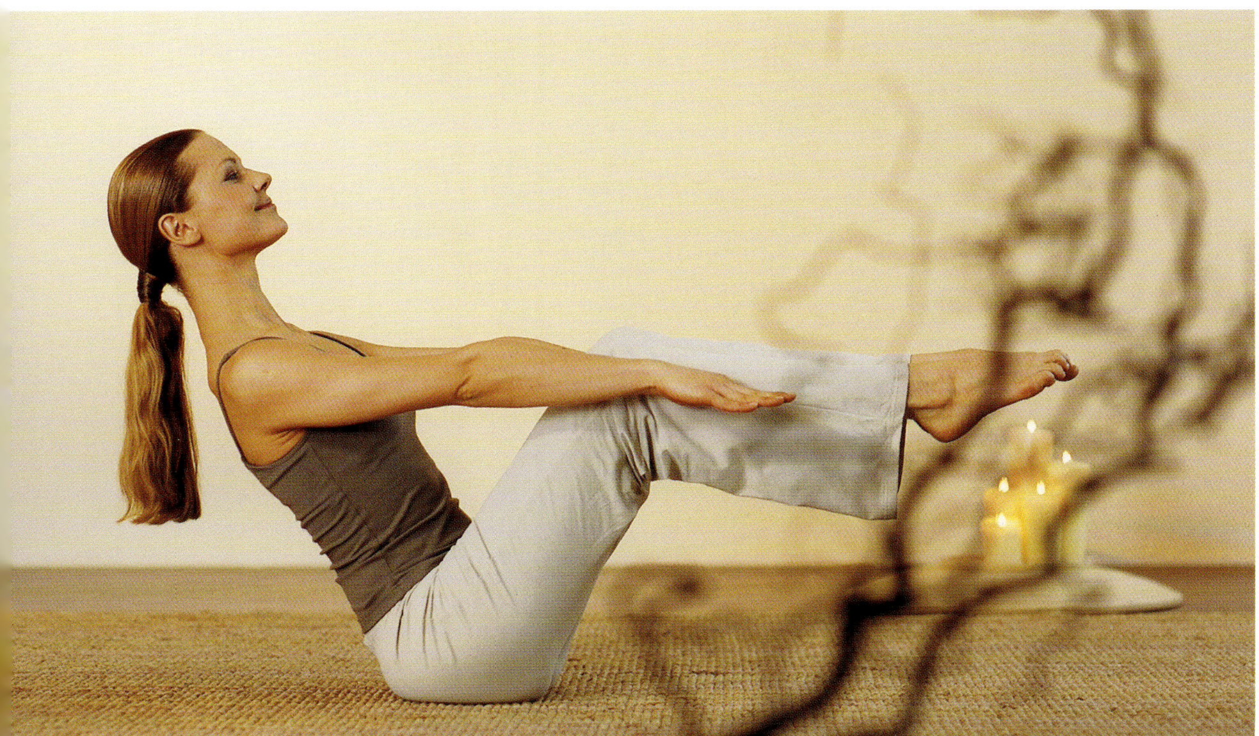

Egal für welchen Yoga-Weg Sie sich entscheiden – er sollte zu Ihrem Charakter passen und Sie glücklich machen.

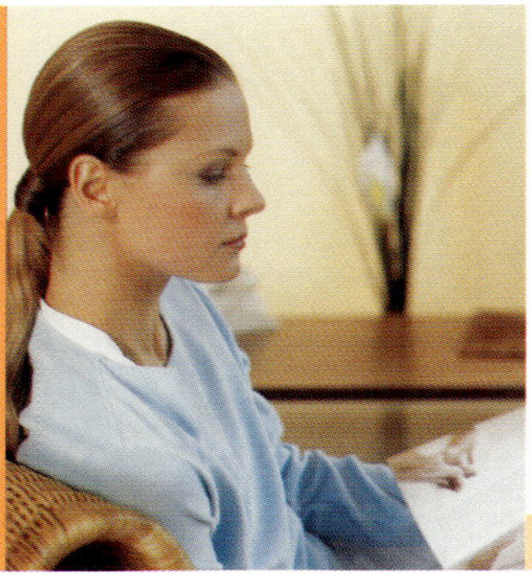

Warum sprechen alle über Yoga?

Jahrtausendealte Tradition und dennoch modern

Yoga ist wie ein freundschaftlicher Ratgeber der die Einstellung zum eigenen Leben positiv verändert.

Als neue Schülerin (Yogini) oder Schüler (Yogi/Yogin) wenden wir uns dem Yoga oft deshalb zu, weil wir schon so viel Gutes darüber gehört haben. In Amerika gehört er mittlerweile zum Lifestyle, in unseren Breitengraden bringt er mehr Ruhe in unser Leben oder unsere Gesundheit ins Gleichgewicht. Yoga hilft, wenn wir uns von den Anspannungen des Alltags befreien möchten. Yoga ist trotz seiner uralten Tradition modern, Yoga ist trendy, Yoga ist in aller Munde. Es vergeht keine Woche, in der man nicht mindestens einen Artikel in irgendeinem Magazin findet. Selbst Ärzte oder Therapeuten verschiedener Fachrichtungen, die selbst noch nie Yoga ausgeübt haben, raten ihren Patienten dazu. Im Internet greifen mehrere zehntausend Webseiten das Thema auf.

Wer mit Yoga beginnt, hat häufig nur eine vage Vorstellung davon, worum es bei den verschiedenen Yoga-Techniken geht. Wir haben eben gehört, dass Yoga Körper und Geist auf eine ganz besondere und ganzheitliche Weise trainiert, beide verbindet und in Einklang bringt. Das ist es, was uns reizt. Als regelmäßig Yoga-Praktizierende sind wir sehr froh, dass Yoga keine Religion ist und dennoch wesentlich mehr als nur ein Gymnastikprogramm. Das macht den Yoga gerade für stressgeplagte oder gehetzte Zeitgenossen zu einer effektiven Form der Lebenshilfe. Wer mit den yogischen Körperübungen beginnt, wird bald selbst am eigenen Leibe spüren, dass ein entsprechendes Übungsprogramm hinsichtlich der Ganzheitlichkeit der Wirkungen ohne Konkurrenz ist. Und bald werden auch Sie darüber sprechen, zu Freunden, zur Familie oder in der Arbeit.

Wer kann Yoga üben?

Viele Interessenten stellen sich anfangs die Frage, ob Yoga denn für sie geeignet sei. »Ich bin zu unbeweglich« oder »Ich habe noch nie Sport gemacht, kann ich trotzdem am Programm teilnehmen?« lauten die Fragen unserer Einsteiger häufig. Wer kann also Yoga üben? Am liebsten würden wir diese Frage mit nur einem Wort beantworten: Sie. Denn es ist tatsächlich so – jeder kann mit Yoga beginnen! Ganz gleich ob Sie weiblich oder männlich sind, ob Sie Bewegungserfahrung haben oder nicht, ob Sie sich zur jüngeren oder älteren Generation zählen, ob Sie viel oder wenig Zeit zum Üben haben, ob Sie sich aufgrund Ihres Lifestyles oder aufgrund eines körperlichen Problems für Yoga interessieren – genau Sie sind der richtige Kandidat um jetzt mit Yoga zu starten.

Als Fitnessdisziplin

Yoga als Fitnesstraining bzw. als Erweiterung eines bereits bestehenden Fitness- oder Sportprogramms zu verwenden, ist im Westen sehr populär. Sogar etliche Spitzensportler üben regelmäßig Yogasanas, um sich besser auf anstehende Wettkämpfe in körperlicher, wie auch in mentaler Hinsicht vorzubereiten. Über diesen Weg kommen die meisten Einsteiger in Kontakt mit dieser faszinierenden Tradition. Bei bereits sporttreibenden Menschen kann regelmäßiges Yoga bestimmte Mängel bezüglich Kraft, Beweglichkeit, Balance oder Konzentrationsvermögen ausgleichen, vor allem wenn sonst nur eine einzige Sportart regelmäßig ausgeübt wird.

Als Gesundheitstraining oder Therapieform

Wie bereits erwähnt, wird Yoga von vielen Ärzten und Therapeuten empfohlen. Hierbei dienen die von westlichen Lehrern weiterentwickelten yogischen Techniken als Mittel zur Heilung oder Wiederherstellung der vollen physischen und psychischen Leistungsfähigkeit. Dennoch sollte man Yoga als Therapie nicht ohne qualifizierte Anleitung verwenden, da er traditionell ein Übungsprinzip für Gesunde ist.

Als geistige Disziplin

Yoga als geistige Disziplin zu praktizieren wird leider häufig als »spirituelle Spinnerei« abgetan. Dabei geht es doch darum, ein gesundes, ganzheitliches und vor allem rücksichtsvolles Leben zu führen. Daneben verfolgt er noch das Ziel das eigene geistige Wesen zu entdecken. Wer will das nicht?

Als Lebensstil

Viele beginnen mit dem Yoga, weil sie denken, dass es zu einem modernen Lifestyle gehört. Es ist »in« sich mit Gleichgesinnten in einem Yoga-Club zu treffen. Dagegen ist nichts einzuwenden, im Gegenteil: Auch ein oder zwei Yoga-Übungsstunden pro Woche sind sicherlich besser als gar kein Yoga. Denken Sie jedoch daran: Ihr volles Potenzial setzen Sie erst frei, wenn Sie Yoga leben und es jeden Tag betreiben – nicht nur die Asanas üben, sondern auch Ihr Denken verändern. Halten Sie sich Ihre Ziele immer vor Augen. Dehnen Sie Ihre Yoga-Übungen erst dann aus, wenn Sie sich bereit fühlen – eben immer ein Schritt nach dem anderen.

Für Menschen jeden Alters

Yoga ist für alle Altersstufen, das beweist unsere Arbeit mit den Teilnehmern täglich aufs Neue. Wir unterrichten Kinder, die gerade einmal bis drei zählen können, genauso wie Senioren, deren immense Lebensweisheit beeindruckt. Natürlich unterrichten wir sie in getrennten Gruppen und mit angepasster Pädagogik. Das Alter spielt also keine Rolle und ist kein Hindernis mit Yoga zu beginnen. Gerade ältere Menschen fragen sich oft, ob es sinnvoll ist mit Yoga anzufangen. Aber selbstverständlich meine Damen und Herren! Gerade Sie profitieren während des Lern- und Übungsprozesses von Ihrer Lebenserfahrung. Älteren Menschen gelingt es sogar häufig wesentlich besser, die Kluft zwischen den gesetzten Zielen und dem, was man mit bzw. durch Yoga erreichen kann, kreativ und individuell zu gestalten.

Für Frauen und Männer

Natürlich sind die Yogasanas für beide Geschlechter dieselben. Man kann jedoch erkennen, dass Übungen, die eine höhere Beweglichkeit verlangen, von Frauen leichter ausgeführt werden können. Frauen können oft besser mit ihrem Körper umgehen, ihn bewusster spüren und wahrnehmen. Aufgrund der monatlichen Zyklen und der manchmal »anderen Umstände« bieten viele Yoga-Clubs spezielle Frauenkurse an. Bei den überwiegend kraftbetonten Asanas tut sich das männlichen Geschlecht etwas leichter.

HINWEIS

Für Außenstehende mögen die Yogasanas (Yoga-Haltungen) oft wie eine Ansammlung exotischer Verrenkungen aussehen. In Wirklichkeit tragen sie dazu bei, eine Antwort auf die Frage zu finden, welche Stellung wir als Individuum in der Welt haben. Der Osten versuchte diese Sinnesfrage nicht nur mit Hilfe des Intellekts zu beantworten – körperliche Übung und geistige Entwicklung gehören für ihn auch heute noch eng zusammen.

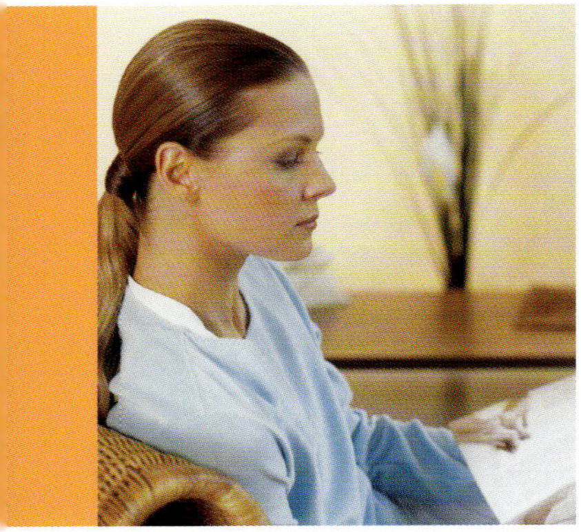

Gute Gründe um anzufangen

Wenn Sie Ihre Reise in die Welt des Yoga antreten, werden Sie sehr bald feststellen, dass diese nicht nur aufregend, sondern außerordentlich lohnend sein wird. Mit der in diesem Buch vorgestellten körperlich orientierten Yogavariante, kann man als Schüler schnell die ersten Resultate beobachten. Wer sich nach einiger Zeit der Übungspraxis eingehender mit Yoga beschäftigen wird, kann weitere wunderbare Wirkungen bemerken.

Mit Yoga lernst Du, auf Deine innere Stimme zu hören.

Gesundheit erhalten und fördern

Mit Yoga können Sie Stress, unter dem wir meist unbewusst leiden und der bei genauerer Untersuchung für etliche Krankheiten verantwortlich ist, hervorragend lindern. Die Übungen, und hier insbesondere die entspannenden, senken unsere Anspannung nachhaltig. Das Immunsystem wird gekräftigt, Bluthochdruck, Altersdiabetes, Atemwegsprobleme, Schlafstörungen und sogar chronische Kopf- oder Rückenschmerzen können durch eine regelmäßige Yoga-Praxis behandelt werden. Durch die ganzheitliche Wirkung des Yoga können Herzfunktion, Verdauung und Sehkraft verbessert bzw. stabilisiert werden.

Mehr Vitalität und Energie

Durch konzentriertes Üben entspannen wir Körper und Geist sogar dann, wenn einige Asanas etwas schwieriger auszuführen sind und uns mehr Kraft abverlangen. Wir können all die Energien mobilisieren, die wir bei unseren täglichen Herausforderungen benötigen.

Förderung der persönlichen Entwicklung

Viele Menschen denken, dass nach der Pubertät die Entwicklung des Menschen abgeschlossen sei. Das stimmt beileibe nicht. Körperliche und besonders geistige Entwicklung und Reifung vollziehen sich von der Geburt bis zum Tod. Yoga wird dazu beitragen, dem Körper als Instrument wohlklingende Melodien zu entlocken. Auch der beste Pianist der Welt übt täglich, um in seiner Entwicklung nicht stehen zu bleiben. Kontinuierliche Yoga-Praxis wird falsche Vorstellungen, die wir von uns und dem Leben an sich haben, beseitigen. Wir werden unsere wahre Natur erkennen.

Mehr Lebensfreude und Gelassenheit für alle Lebensbereiche

Yoga wird jedem helfen, sich in seinem Körper wohl zu fühlen. Er erhöht das Selbstvertrauen, steigert das Selbstwertgefühl, verbessert das Konzentrationsvermögen. Man wird frei von Ängsten und anderen das Leben einschränkenden Emotionen in allen Lebensbereichen.

Förderung von sozialen Beziehungen

Yoga wird Ihnen beibringen, sich selbst zu lieben, sich so zu akzeptieren wie Sie sind, mit allen Ecken und Kanten. Dies wird sich auf Ihre Beziehungen zu Familienmitgliedern, Freunden und Bekannten positiv auswirken. Sie werden Geduld, Toleranz und Mitgefühl entwickeln – es geschieht automatisch. Yoga bringt Harmonie in Ihr Leben.

Erweiterung des Bewusstseins

Neben der Verbesserung des körperlichen Bewusstseins schult Yoga auch Ihr Wahrnehmungsempfinden. Sie werden alle positiven und negativen Ereignisse mit einem klaren Kopf meistern können. Die Sinne werden geschärft und intuitive Fähigkeiten verbessert. Yoga macht frei von geistigem Ballast.

Yogasanas sind nicht zwingend schwer

Natürlich kommt es darauf an, für welchen Yoga-Stil Sie sich in Zukunft entscheiden werden. Yoga ist keine Sportart, bei der man ständig an seine Leistungsgrenzen stoßen muss, um Erfolg zu haben. Auch leichte Asanas und Variationen führen Schritt für Schritt zu allen vorher erwähnten Wirkungen.

Potenzial erkennen und das Leben harmonisieren

All die soeben genannten »guten Gründe« führen letztendlich dazu, dass wir unser eigenes Potenzial besser erkennen können und im Allgemeinen unser Leben in dieser Welt harmonisieren.

Es ist wichtig, dass man seinen eigenen Entwicklungsmöglichkeiten niemals Grenzen setzt, ganz gleich ob körperlich, geistig oder seelisch. Gerade ab einem gewissen Alter spricht man immer wieder davon, dass man für dieses oder jenes »zu alt« sei. Das ist unserer Ansicht nach völliger Quatsch! Wer sagt uns denn, dass es zu spät ist eine neue Sprache zu lernen, oder dass ein bestimmtes Kleidungsstück (das uns im Grunde genommen ganz gut gefällt) einem bestimmten Alter nicht angemessen ist? Richtig – die Werbung, die Industrie, die Gesellschaft. Mit Yoga schaffen Sie es, sich von diesen »öffentlichen Regeln« zu verabschieden, Sie schaffen es, nach innen zu blicken und tatsächlich zu erkennen, was in Ihnen steckt, welches Potenzial Sie haben, was Sie im Leben erreichen wollen und können. Blockaden, die uns in Wirklichkeit nur anerzogen wurden und somit unsere Entwicklung hemmen, werden aufgelöst.

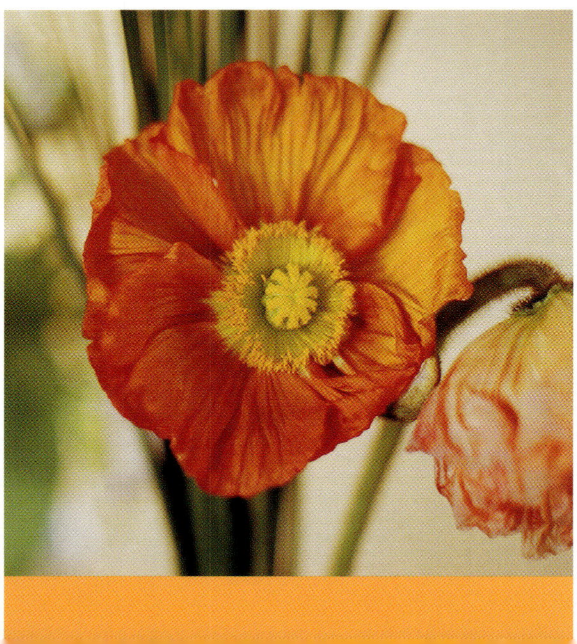

Es kommt nur auf uns selbst an. Es kommt darauf an, wie entschlossen wir vorgehen, damit es uns gelingt, die uns innewohnende Kraft und Weisheit zu erschließen. Wenn Sie bereit sind, sich auf Yoga einzulassen, schaffen Sie einen Ausgleich und alles in Ihrem Körper und Ihrem Geist wird harmonischer ablaufen. Denn ein disharmonischer Geist führt früher oder später auch zu physischen Problemen und umgekehrt. Und wenn die Beziehung zu einem selbst gestört ist, wie will man dann eine ausbalancierte Beziehung zu seiner Umwelt bzw. seinen Mitmenschen erreichen? Yoga wird Sie mit der Zeit über alle Widrigkeiten erheben, sodass Sie stets fest mit sich und der Welt verwurzelt bleiben.

Häufige Fragen zum Yoga

Während unserer langjährigen Arbeit mit Menschen unterschiedlichster Herkunft, verschiedener Ausgangssituationen und mit sehr differenzierten Wünschen, Zielen und Vorstellungen über Yoga sind wir mit etlichen Fragen konfrontiert worden. Im Anschluss wollen wir Ihnen einige Antworten auf die am häufigsten gestellten Fragen geben. Viele dieser und weitere Fragen werden sich auch im Laufe Ihrer eigenen Übungspraxis von alleine beantworten. Seien Sie deshalb stets wachsam und haben Sie immer ein offenes Ohr für sich selbst.

Verschiedene Hilfsmittel tragen zu einer besseren Übungstechnik bei.

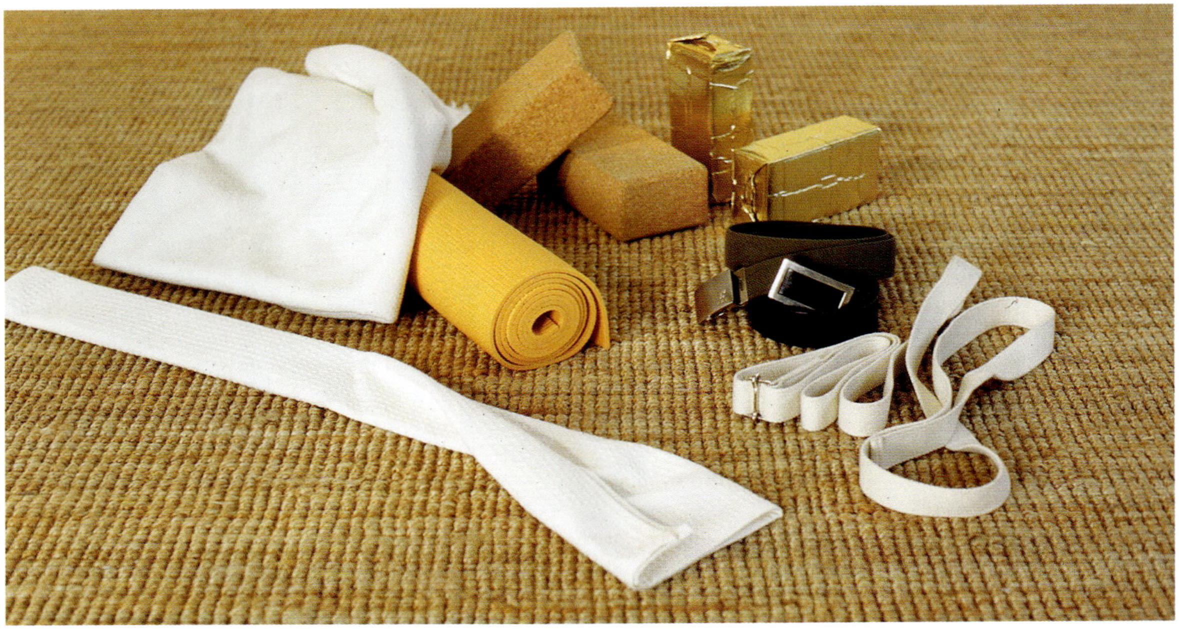

Wo übe ich am besten?
Sie können überall üben, beispielsweise genau jetzt, egal wo Sie sich befinden. Wenn Sie sich bequem und aufrecht auf einen Stuhl setzen, die Hände locker auf den Oberschenkeln ablegen, die Augen sanft schließen und Ihrem Atem zuhören – dann ist dies schon Yoga. Für längere Übungssequenzen eignet sich jedoch ein sauberer, ruhiger, gut belüfteter und friedvoller Raum wesentlich besser. Richten Sie sich Ihren persönlichen Übungsplatz ein, vermeiden Sie Zugluft und direkte Sonneneinstrahlung.

Wann übe ich am besten?
Traditionell übt man in den frühen Morgenstunden oder am späten Nachmittag. Bei Schlafstörungen eignet sich auch eine ruhige Sequenz vor dem Schlafengehen. Am besten ist es, wenn Sie versuchen sich eine feste Zeit zum Üben einzurichten, die sich ohne Hektik oder Engpässe in Ihren persönlichen Tagesablauf integrieren lässt. Ganz gleich wann dies sein mag – diese Zeit ist dann die beste für Sie.

Was benötige ich zum Yoga-Üben?
Alles was Sie wirklich für Ihre Übungspraxis brauchen ist Ihr Körper, Ihr Geist und ein bisschen Neugier. Darüber hinaus ist bequeme Trainingskleidung aus Baumwolle sehr hilfreich. Man übt am besten barfuß auf einer rutschfesten Yoga-Matte. Für die Übungen, die wir in diesem Buch vorstellen, können Sie vorerst Hilfsmittel verwenden, die Sie in Ihrem Haushalt finden. Statt eines Yoga-Gurtes kann man einen Gürtel oder ein Baumwolltuch verwenden. Kaffeepackungen ersetzen Yoga-Blöcke. Wenn Sie regelmäßig üben, können Sie sich professionelles Equipment zulegen. Darüber hinaus benötigen Sie noch Decken, die meist dazu dienen, den Körper besser zu platzieren. Ein Stuhl und ein Stück freie Wand hilft bei vielen Positionen. Für die Entspannung sollten Sie dickere Socken und einen Sweater bereit halten.

Wie viel Zeit soll ich investieren?

Es ist grundsätzlich vernünftiger, jeden Tag ein wenig als nur einmal pro Woche sehr lang zu üben. Nur wer kontinuierlich übt, wird das ganze Spektrum der Wirkungen erleben können. Wir empfehlen mit zwei bis drei Übungseinheiten pro Woche zu starten. Machen Sie sich über die Häufigkeit oder die Dauer keine unnötigen Gedanken, der Wunsch nach mehr wird sich von ganz alleine einstellen.

Ich bin absolut untrainiert – kann ich trotzdem mit Yoga beginnen?

Ja! Sie sind der beste Kandidat für die Yoga-Praxis. Viele denken, dass man schon trainiert und flexibel sein muss, um mit Yoga zu beginnen. Das ist so, als würde man denken, dass man schon Tennis spielen können muss, bevor man Tennis-Trainerstunden nimmt. Beginnen Sie so wie Sie sind und Sie werden sehen, dass die Übungspraxis den Körper trainiert und ihn flexibel macht.

Ich war kürzlich krank bzw. hatte eine Operation – kann ich trotzdem Yoga üben?

Natürlich, jedoch am besten unter Anleitung oder Beratung eines erfahrenen Lehrers. Yoga kann ein wertvolles Instrument sein, um Ihnen bei der Genesung zu helfen, solange die Übungen auch zum Stadium Ihrer Genesung passen. Üben Sie vorsichtig und hören Sie auf Ihren Körper.

Brauche ich immer einen Lehrer?

Besuchen Sie geeignete Kurse oder buchen Sie einen privaten Yoga-Lehrer, wann immer es Ihnen möglich ist. Ein guter Lehrer vermittelt Ihnen wertvolles Feedback, erhöht Ihr Engagement, verfeinert Ihre Praxis und erweitert Ihr Übungsrepertoire. Das Erlernte können Sie gut in Ihre selbstständige Übungspraxis einfließen lassen.

Woran erkenne ich einen Fortschritt?

Sie werden sich bereits nach der ersten Yoga-Routine besser fühlen. Doch »Fortschritt« muss jeder für sich selbst definieren. Am besten ist es, nichts zu erwarten. Nur dann ist man vor Enttäuschungen gefeit. Vielleicht werden nach einiger Zeit Ihre Mitmenschen bemerken, dass Sie ruhiger und gelassener geworden sind. Wer fleißig übt, verbessert zunächst seine Beweglichkeit, der Tonus der Muskeln wird sich normalisieren, Rückenschmerzen werden verschwinden, der Schlaf wird ruhiger.

Ich habe gehört, man soll vor dem Üben nichts essen und trinken, stimmt das?

Während der Yogasanas drehen, strecken, beugen und neigen wir unseren Rumpf. Viele Haltungen wirken im positiven Sinne auch auf die Verdauungsorgane. Mit vollem Magen und gefüllter Blase ist das Üben äußerst unangenehm. Warten Sie etwa zwei Stunden nach einer leichten und vier Stunden nach einer schweren Mahlzeit. Am besten üben Sie natürlich morgens auf nüchternen Magen.

Kann ich üben, wenn ich menstruiere?

Generell müssen Sie ausprobieren, wie Sie das Üben vertragen. Die Monatsblutung darf durch das Üben nicht unterbrochen werden und es dürfen auch sonst keine ungewöhnlichen Ereignisse auftreten. Sehr gut eignen sich leichte und entspannende Übungen. Auf die so genannten »Umkehrhaltungen« sollten Sie ganz verzichten.

Was ist bei einer Schwangerschaft zu beachten?

Viele Frauen üben, bis der Bauch im Weg ist. Beobachten Sie Ihren Körper genau und sprechen Sie Ihr Programm mit einer Hebamme oder Frauenärztin durch.

HINWEIS

Warten Sie nicht verbissen auf ein bestimmtes Ergebnis, machen Sie sich frei von diesem unschönen Druck. Üben Sie Yoga dem Yoga zuliebe.

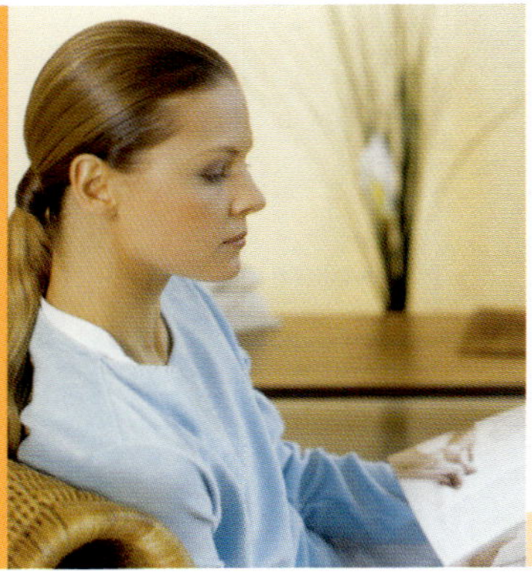

Die richtige Vorbereitung

Yoga beginnt nicht erst auf der Übungsmatte

Allein die Tatsache, dass Yoga im Westen als eine Möglichkeit betrachtet wird, seinen Körper zu trainieren und zu schulen und seinen Geist zu entspannen, ihn frei zu machen vom alltäglichen Stress, beweist, dass es nicht nur wichtig ist, was wir im Yoga tun, sondern auch wie wir es tun. Yoga – ganz gleich als ob Fitnesstraining oder Therapieform – betrachtet den Menschen, im Gegensatz zu vielen anderen Übungsformen, als psychophysiologisches Wesen. Körper und Geist gehören also zusammen. Wer mit seinem Körper eine Asana einnimmt – und sei diese noch so einfach –, kann als Mensch sein volles Potenzial nur dann erschließen, wenn er auch seinen Geist an dieser Haltung beteiligt. Die Yoga-Haltungen helfen uns diesen Geist, über die Asanas hinaus, auch in alle körperlichen Handlungen zu integrieren. Was dies bedeutet, erfahren Sie im Folgenden und vor allem werden Sie es spüren, wenn Sie regelmäßig Yoga üben.

Eine positive Einstellung entwickeln

Unsere Einstellungen zu den verschiedenen Dingen in dieser Welt sind äußerst unterschiedlich. Jeder Mensch ist eben ein Individuum. Wie wir über etwas denken, welche Einstellung wir demnach zu einer gewissen Sache haben, ist eine psychische Tendenz und drückt sich oft in unserem Verhalten aus. Wer Yoga übt, wird aufgefordert die Grundeinstellungen, die wir gegenüber den Dingen und vor allem gegenüber unserem Leben haben, zu überprüfen. Nur wer dies aufmerksam tut, kann falsche Einstellungen herausfinden und durch geeignetere ersetzen. Gelassenheit ist z. B. eine der Haltungen oder Eigenschaften, welche Sie als Erstes entwickeln sollten. In unserem Zusammenhang bedeutet dies, dass Sie die Yoga-Haltungen Schritt für Schritt erlernen und nicht von Beginn Ihrer Praxis an Perfektion erwarten dürfen.

Üben ohne Akrobatik

Auch von der Einstellung bzw. Annahme, dass Yoga nur aus akrobatischen Verknotungen besteht, müssen Sie sich befreien. Dieses Buch beweist es Ihnen außerdem. Yoga versucht nämlich die Knoten in unserem Körper und Geist zu lösen. Lassen Sie sich also von Publikationen, in denen Menschen wie akrobatische Hochleistungssportler aussehen, nicht abschrecken. Diese üben meist schon seit ihrer Kindheit nichts anderes, damit sie diese Stufe erreichen. Gerade die Haltungen, welche von besonderer Einfachheit geprägt sind, sind für uns Menschen im Westen die wirkungsvollsten. Seien wir ehrlich, welchen therapeutischen Sinn macht es, wenn wir in einer Rückwärtsbeuge die Fußsohlen auf den Hinterkopf legen können? Nur wenn wir den Yoga anpassen, wird er uns dienlich sein. Körperlich und gedanklich.

Üben ohne Schiedsrichter

Von Kindheit an werden wir zu Leistung und Anstrengung erzogen. Nur dann haben wir angeblich Erfolg, ganz gleich ob wir ein Instrument oder unsere erste Fremdsprache lernen oder Fußball spielen wollen. Über den Erfolgszwang werden viele zu Ellbogenmenschen, für die nur eins zählt: der Sieg. Im Yoga jedoch sind derartige Verhaltensweisen völlig fehl am Platz! Machen Sie sich also frei von jeglichen Wettkampf- und Leistungsgedanken. Sie müssen gegen niemanden kämpfen, am wenigsten gegen sich selbst. Sie müssen sich mit niemandem vergleichen, mit niemandem messen. Im Gegenteil – es ist Pflicht mit sich selbst und anderen rücksichtsvoll umzugehen. Üben Sie mit und nicht gegen Ihren Körper oder Geist. Yoga ist eine sanfte Kunst und verlangt keine Positionen, zu denen Sie nicht bereit sind. Gerade in der Achtsamkeit liegt die Stärke.

Üben ohne Hast und Zwang

Die Vorbereitung oder Entwicklung einer Yoga-Haltung darf auf keiner Stufe Beschwerden verursachen. Ein gewisser Dehnschmerz wird sich manchmal nicht verhindern lassen. Kontrollieren Sie diesen jedoch bewusst, indem Sie langsam üben, also langsam eine Position einnehmen und diese genauso langsam wieder auflösen. Die vorbereitenden Übungen im Praxisteil sind nicht nur deshalb besonders wichtig. Sehen Sie darin keine Last, sondern betrachten Sie sie wie eine Ortsvorwahl vor der eigentlichen Rufnummer. Wählen Sie diese nicht, erhalten Sie keinen Anschluss. Zwingen Sie Ihren Körper niemals mit Gewalt zu irgendwelchen Positionen, sondern führen Sie ihn langsam zum Ziel. Nur auf dem behutsamen Weg werden Sie rechtzeitig erkennen, ob Ihnen bestimmte Übungen heute eventuell nicht gut tun.

Perfekt ist nur die Individualität

Im Laufe unserer vielen Besuche anderer Schulen und Lehrer etlicher Nationen stießen wir immer wieder auf unterschiedliche Anweisungen bei namentlich doch gleichen Asanas. »Du brauchst Spannung in den Beinen« hieß es hier, »Du musst das Kniegelenk beugen« hieß es dort. Einige Hinweise widersprachen sich tatsächlich gänzlich und manchmal hatten wir Zweifel an der einen oder anderen Methode. Nach einiger Erfahrung wussten wir jedoch, dass alle Aussagen sowohl richtig als auch falsch sein können. Wir fanden heraus, dass es im Grunde genommen genau so viele unterschiedliche Anweisungen geben müsste, eine Haltung einzunehmen, wie es Menschen gibt, die Yoga üben. Die perfekte Position ist also ein Mythos, es gibt sie nicht. Denn jeder von uns ist ein Individuum. Deshalb ist auch nur die Individualität perfekt. Allgemein kann man behaupten, dass eine Haltung »individuell perfekt« ist, wenn man sie ruhig und ausgeglichen halten kann. Dazu gehört nicht nur die körperliche, sondern auch die geistige Ruhe und Ausgeglichenheit. Man muss die vielen »Radios im Kopf« ausschalten, damit man lernt auf sich selbst zu hören. Ein ständiges Gedankenkarussell lässt nämlich auch unseren Körper nicht zur Ruhe kommen. Manche Lehrer sagen auch, dass eine Position stets bequem sein soll. Dies führt jedoch oft zu Missverständnissen, da bequem leicht mit Bequemlichkeit oder Langeweile in Verbindung gebracht wird. Eine Haltung sollte aber immer körperlich kraftvoll und geistig präsent ausgeführt werden.

Yoga beruhigt das »Geschnatter« im Gehirn.

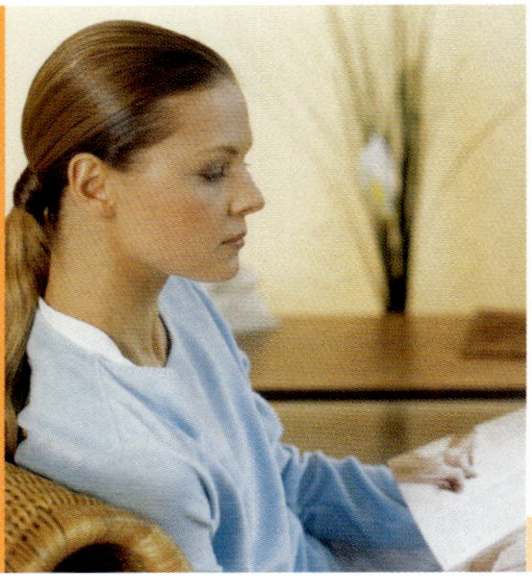

Der Yoga in der Praxis

Aus der Erfahrung wächst die Erkenntnis

Gedanken zur Lebenseinstellung

Niemand erwartet, dass Sie wegen Yoga von heute auf morgen Ihr Leben vollkommen umkrempeln. Im Gegenteil, wir raten sogar dringend davon ab. Wie bereits kurz erwähnt, dient Yoga auch dazu, herauszufinden, wer wir wirklich sind. Natürlich wissen wir das nicht nach unserem ersten Übungsprogramm. Und auch unser Leben an sich wird nach den ersten Asanas noch das Gleiche sein. Veränderungen vollziehen sich in kleinen Schritten, sie dauern lange, manchmal sehr lange. Zur Erinnerung: Wir meinen nicht die körperlichen Veränderungen bzw. Effekte, sondern sprechen gerade über die eigene Einstellung zu unserem Leben auf diesem Planeten. Yoga ist keineswegs eine kurzfristige Angelegenheit wie beispielsweise eine einjährige Mitgliedschaft in einem Fitness-Club. Yoga wird für viele zu einem Lebensweg. Und genauso lange wie unser Leben dauert, sollen wir uns Zeit lassen. Zeit mit dem Üben, Zeit Yoga zu lernen, Zeit uns und unseren Weg zu finden. Wie Sie schon wissen, spricht Patanjali, als Verfasser eines der wichtigsten Grundlagentexte des klassischen Yoga, über den achtgliedrigen Yoga-Pfad. Diese acht und insbesondere die ersten vier Glieder geben uns interessante Ideen für unser eigenes Leben, für unsere Lebensführung und Verhaltensweisen. Alle acht Glieder sind fest miteinander verbunden, sie bedingen sich gegenseitig. Keine Stufe bzw. kein Glied ist wertvoller als das andere. Wir möchten hier grob skizzieren, was gemeint ist und Ihnen damit Denkanstöße für ein bewusstes und zufriedenes Leben geben.

Yama

Yama ist das erste Glied und bedeutet so viel wie Zurückhaltung oder Enthaltung. Yama gibt vor, dass wir mit allen Lebewesen auf dieser Welt rücksichtsvoll umgehen sollen, natürlich auch mit uns selbst. Wir verzichten auf Gewalt, und sollen wahrhaftig sein, also nicht lügen. Ebenso ist das Stehlen untersagt, was sich nicht nur auf materielles, sondern auch auf geistiges Eigentum bezieht. Yama fordert uns weiterhin auf, mit unserem Handeln Maß zu halten. Dies gilt auch für den Sex, welcher nicht unser Denken und Handeln bestimmen soll. Die Gier nach immer mehr soll gezügelt werden. Unser materialistisches Denken führt nicht selten dazu, dass wir nie genug bekommen und auf diesem Wege indirekt auch unsere Natur ausbeuten. Patanjali sagt, dass wir nur so viel besitzen sollen, wie wir wirklich benötigen, denn übermäßiger Besitz belastet und lenkt uns von wichtigen Dingen ab.

Niyama

Niyama, das zweite Glied, gibt positive Empfehlungen, um welche Qualitäten sich ein Yogi bemühen sollte. Damit ist z. B. Reinheit des Körpers und des Geistes gemeint. Die Reinheit des Körpers versteht sich von selbst. Die geistige Reinheit meint auch, dass man sich von alten und verkrusteten Einstellungen und Gefühlen, die das Leben behindern, befreit. Man soll sein Leben in allen Aspekten wertschätzen und mit dem zufrieden sein, was man hat und was man ist. Nur tiefe Zufriedenheit erlaubt es uns zur Ruhe zu kommen und wirkliches Glück zu erfahren. Trotzdem sollen wir diszipliniert mit unseren Pflichten umgehen und Durchhaltevermögen zeigen. Wir sollen uns selbst studieren, uns selbst betrachten. Nur dann können wir Achtsamkeit für unser Verhalten entwickeln und unseren eigenen inneren Prozess begleiten.

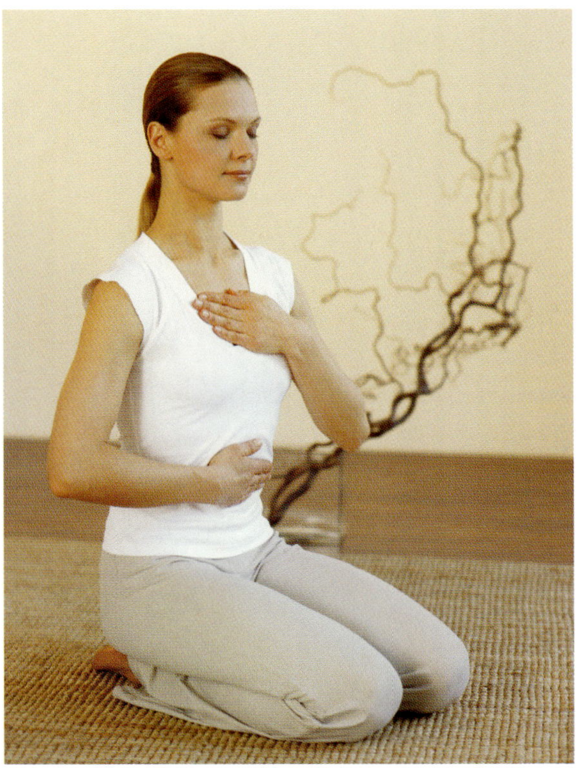

Bewusstes Atmen beruhigt und zentriert den Geist.

Asanas

Die Asanas, genauer als Yogasanas bezeichnet, also die Yoga-Übungen, sollen uns helfen, den Geist zu beruhigen. Sie dienen weiterhin der Sammlung und Zentrierung unseres ganzen Wesens und sind genau das Gegenteil von dem, was sonst den ganzen Tag in unserem Kopf abläuft, nämlich pausenlose Aktion.

Pranayama

Das Kontrollieren des Atems (Pranayama) ist ein weiteres Glied des achtstufigen Yoga-Weges. Die Atemübungen sollen uns auch helfen, vorherrschende Verhaltensmuster zu erkennen und gegebenenfalls zu verbessern. Im Westen geht es vor allem darum, dass wir uns des Atmens wieder bewusst werden.

Pratyahara

Pratyahara befasst sich mit unseren Sinnen, welche wir etwas zurückziehen bzw. sie im Zaume halten sollen. Da unsere Sinne auf alle möglichen Reize in unserer Umwelt reagieren, kann auch unser Geist nicht zur Ruhe kommen. Nur wenn wir unsere »Antennen« einziehen, können wir uns auf uns selbst konzentrieren.

Dharana, Dhyana und Samadhi

Die letzten drei Glieder beschäftigen sich sehr stark mit unserem Geist. Dharana beschreibt die Fähigkeit, mit voller Aufmerksamkeit das zu tun, was wir tun. Wir sollen nicht mehr ablenkbar sein. Dhyana geht noch etwas tiefer. Wenn wir unsere Konzentration von der Peripherie tief in unserer eigenes Zentrum lenken, können wir meditieren. Dies ist eigentlich die Besinnung, welche zur Sinnfindung führt. Samadhi, das ursprüngliche Ziel jeden Yoga-Weges, ist das Erleben der Einheit mit dem Universum, dem Göttlichen.

Im Mittelpunkt dieses »Leitfadens für das Leben« steht für die meisten Europäer das Üben der Asanas. Viele finden über die Übungspraxis den Zugang zu Weiterführendem. Wenn Sie mit den Übungen beginnen, ist das also ein wunderbarer »erster Schritt«.

Übungsroutine planen

Die Entwicklung eines Übungsprogramms ist vergleichbar mit der Durchführung einer lang ersehnten Urlaubsreise. Sie müssen überlegen, wie lange Sie vereisen und was Sie mit dem Urlaub bezwecken wollen. Welche Kleidung müssen Sie mitnehmen? Sie müssen die Reise buchen, rechtzeitig packen, pünktlich am Flughafen sein usw. Jeder von uns wird diesbezüglich andere Vorstellungen haben. So ist es auch mit den Vorstellungen der individuellen Übungsroutine im Yoga. Wenn wir diesbezüglich einen »Pauschalurlaub« vorschlagen würden, entspräche dies wohl nur den Vorstellungen einiger weniger Menschen. Deshalb ist es gut, wenn Sie Ihr Yoga-Programm selbst einfühlsam strukturieren. Am Anfang mag dies schwer sein, aber mit Ihrer wachsenden Erfahrung wird es eine interessante und befriedigende Aufgabe sein. Als Starthilfe möchten wir Ihnen einen ersten kleinen Leitfaden vorstellen. Mit ihm entwickeln Sie ein Yoga-Programm nach der klassischen Formel. Im nächsten Kapitel »Yoga üben« besprechen wir die einzelnen Punkte genauer.

TIPP

Haben Sie keine Hemmungen ein Programm, welches Sie sich heute oder in den nächsten Tagen zusammenstellen, auch wieder zu modifizieren, um es den aktuellen Bedürfnissen anzupassen. Im Gegenteil – dies soll sogar sein. Nur über das praktische Üben erfahren wir, was uns gut tut.

Die klassische Formel

1. Einstimmung

Sitzen Sie einige Minuten bequem, halten Sie die Augen geschlossen und »kommen Sie an«.

2. Atemübungen

Eine bewusst ausgeführte Atemübung erhöht unser Bewusstsein und unsere Aufmerksamkeit.

3. Allgemeine Mobilisation

Einfache und konzentriert ausgeführte Bewegungen mobilisieren unseren Körper. Der Sonnengruß erwärmt uns zusätzlich.

4. Yogasanas

Die Übungsauswahl richtet sich nach den persönlichen Bedürfnissen. Bei einer umfassenden Übungsroutine, die sämtliche Haltungsformen beinhalten soll, beginnen Sie immer mit der Berghaltung. Anschließend folgen weitere Stehhaltungen. Dann üben Sie Vorbeugen. Anschließende Drehhaltungen haben den Charakter, dass Sie unsere Wirbelsäule neutralisieren und für die nachfolgenden Rückbeugen vorbereiten.

5. Umkehrhaltungen

Sie wirken beruhigend und klären den Geist.

6. Entspannung

Egal wie kurz Ihr Hauptprogramm ist – nehmen Sie immer eine Entspannungsübung mit auf. Diese Ruhephase ist der Zeitpunkt, in der wir die erweckten Energien verdauen und das Getane reflektieren können.

Hinweise

- Balanceübungen, wie beispielsweise »Der Baum« (Seite 42) fügt man vorzugsweise nach den Stehhaltungen ein. Je nachdem, wie viel Zeit oder Energie Sie haben, können Sie auch ausgelassen werden. Yogasanas die Ihr Gleichgewicht herausfordern sind allerdings sehr lohnenswert. Viele messen daran unmittelbar ihre Fortschritte.
- Zwischendurchübungen zum Ausgleich führen Sie immer dann aus, wenn Sie das Bedürfnis danach haben. Hier gibt es keine feste Regel. Auch wenige Atemzüge einfach nur gerade stehen – vor allem zwischen den Standhaltungen – dienen zum Nachspüren bzw. der inneren Einkehr. Bei diesen »Übungen zwischen den Übungen« haben Sie auch die Gelegenheit sich mit den körperlichen, mentalen und emotionalen Reaktionen auseinander zu setzen.

Die Form einer Asana

Jede Yoga-Haltung hat eine bestimmte »äußere« Form. Diese Form wird von unserem Körper eingenommen. Im Übungskatalog ab Seite 26 finden Sie hierzu detaillierte Anweisungen. Da jeder Mensch einen individuellen Körperbau und individuelle Einschränkungen hat, haben sich im Laufe der Zeit viele Variationen der einzelnen Haltungen entwickelt. Dies bedeutet, dass der Mensch als Übender im Mittelpunkt der Praxis steht und sich die Asanas den individuellen Möglichkeiten eines jeden Einzelnen unterordnen. Diese Idee besagt auch, dass eine Haltung nicht in einem vorgegebenen Zeitraum eingenommen werden muss, oder dass eine Haltung zu einem bestimmten Zeitpunkt »perfekt« sein soll (siehe auch Seite 21).
Für Sie bedeutet es, dass Sie bestimmte Haltungen über einen unbestimmten Zeitraum immer wieder einnehmen sollen, um mit ihnen zu wachsen, um sich mit ihnen auseinander zu setzen. Nur so können Sie Ihre Erfahrungen erweitern.

Aufbau einer Asana

Immer wieder müssen wir unsere Teilnehmer hinsichtlich der Ausführungsgeschwindigkeit zügeln. Eine Asana besteht nicht nur aus einer gehaltenen Position, die man mal so eben schnell einnimmt. Man muss Sie aufbauen. Die meisten Asanas umfassen drei getrennte Phasen, nämlich die Eingangsphase, die Haltephase und die Ausgangsphase. Bei unserem »Schritt für Schritt«-Übungskonzept steht ganz am Anfang noch die spezielle, auf eine Haltung ausgerichtete Vorbereitung. Am Ende, bzw. nach dem Auflösen einer Haltung, kann man noch eine Nachspür- bzw. Entspannungsphase anhängen. Sie dient dazu, Ruhe zu finden, Wirkungen wahrzunehmen oder den Körper einfach zu spüren.

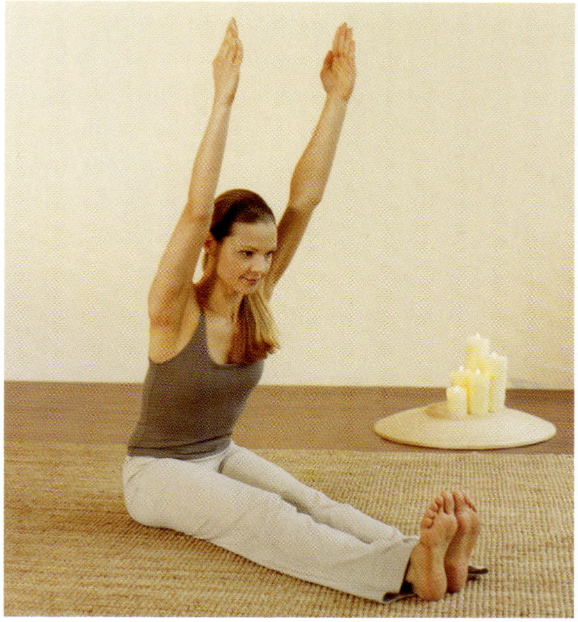

Pashimottasana beim fließenden Übergang von der Eingangs- in die Haltephase.

Eingangsphase
In der ersten Phase wird der Körper in eine bestimmte Ausgangsposition gebracht und langsam zur Endhaltung hin bewegt. Diese »Startstellung« ist besonders wichtig, damit auch die individuelle Endstellung korrekt wird.

Haltephase
Die Haltephase ist die bewegungslose Endhaltung des Körpers, die eigentliche Asana. Die Dauer dieser statischen Phase richtet sich nach dem persönlichen Vermögen. Man versucht nur die Muskeln zu aktivieren, welche erforderlich sind, und den Rest des Körpers ruhig und gelöst zu lassen. Eine fließende Atmung ist wichtig.

Ausgangsphase
Im letzten Schritt wird der Körper wieder in eine neutrale Position bewegt. Meist deckt sich die entsprechende Bewegung mit der Bewegung der Eingangsphase in umgekehrter Reihenfolge.

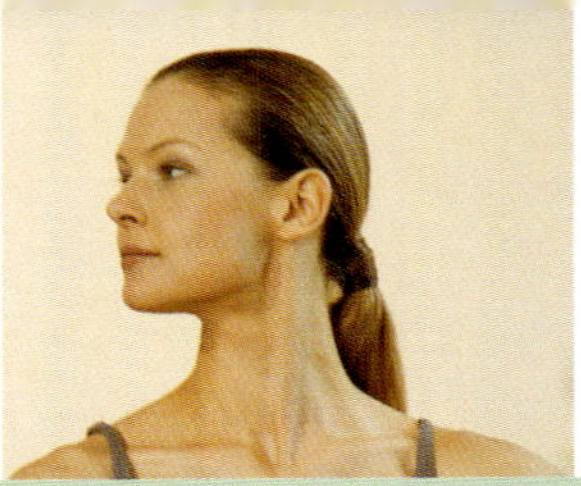

Yoga üben

Die Vollkommenheit einer Asana ist erreicht,
wenn die Mühe ihrer Ausführung zur Mühelosigkeit wird.
(Patanjali)

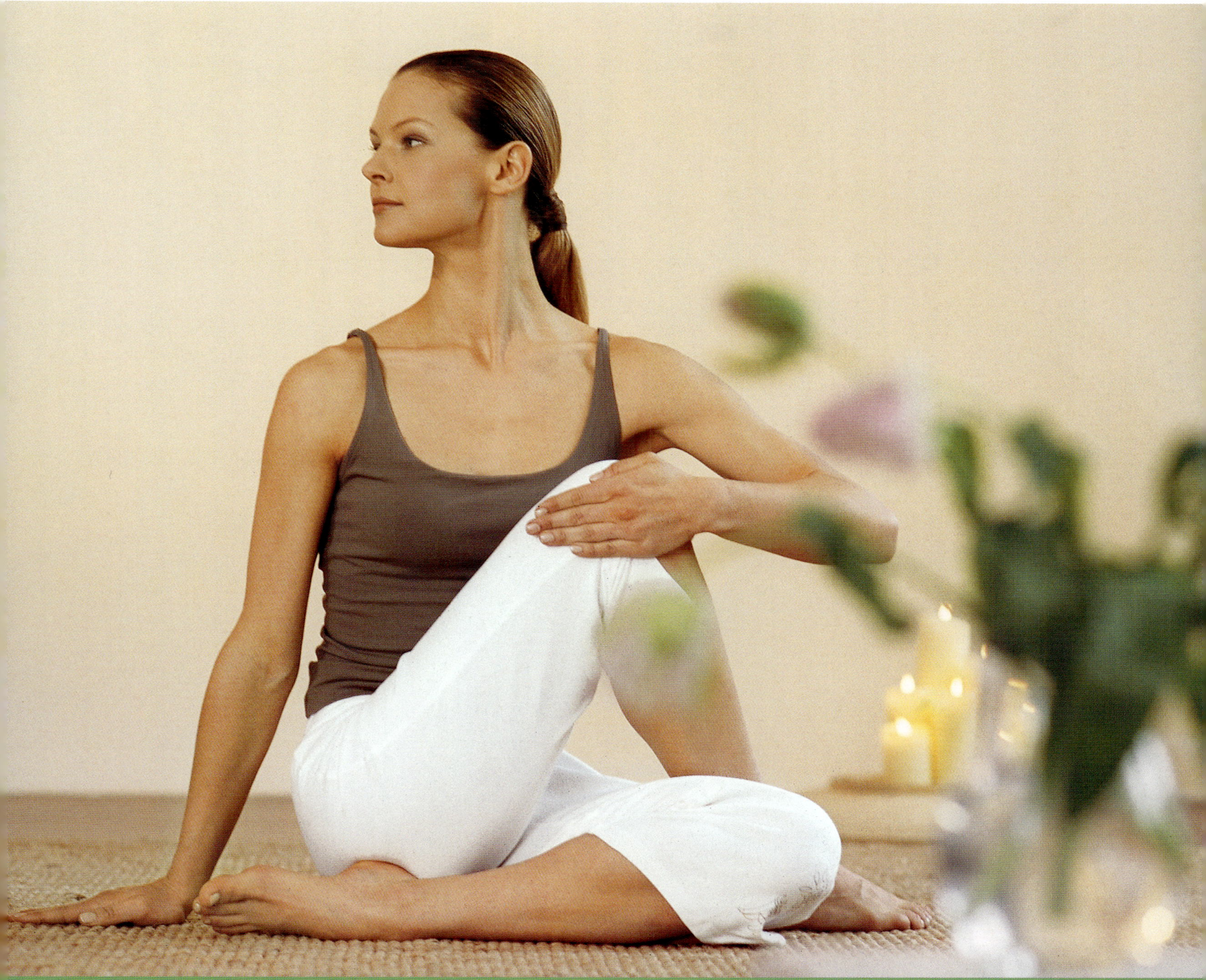

Einstimmen und zentrieren

Das Hier und Jetzt wahrnehmen und Ruhe finden

Unser Geist ist ständig in Bewegung, die Gedanken im Kopf oft so laut, dass sie uns bei vielen Dingen behindern. Bevor wir mit dem eigentlichen Übungsprogramm, den Yogasanas, beginnen, müssen wir innerlich still werden, uns konzentrieren und zurückziehen. Wir nennen diese Phase Einstimmung oder Zentrierung.

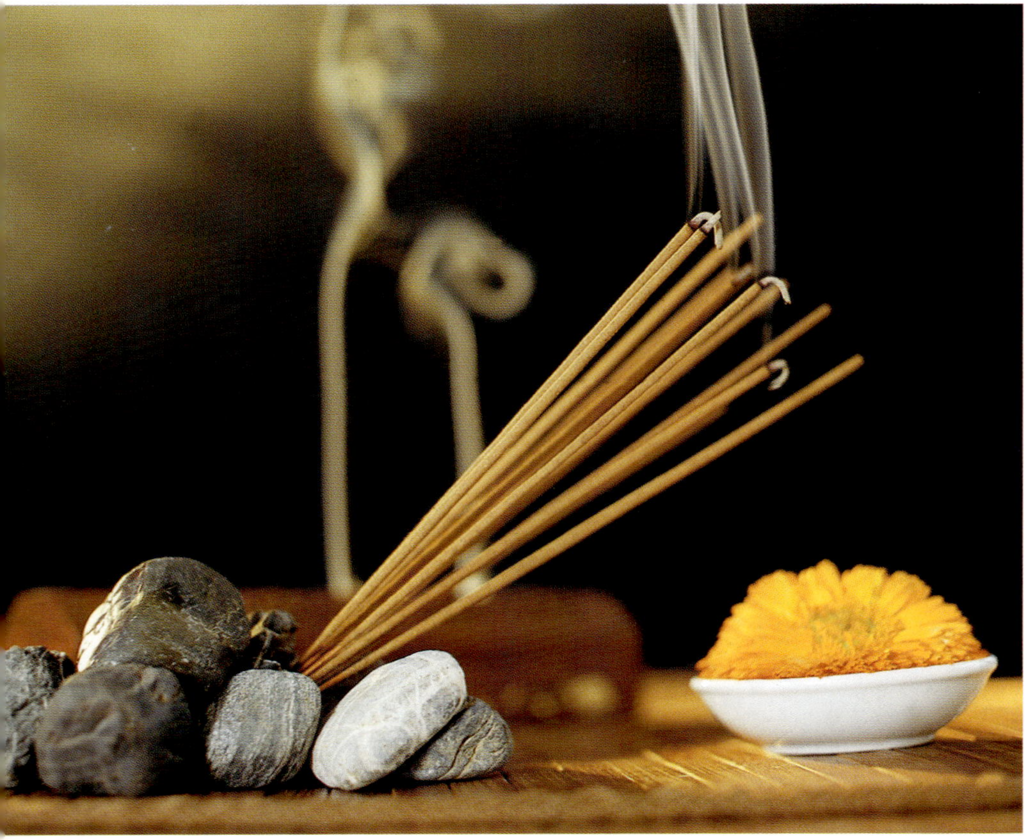

Man könnte sich das so vorstellen: In unserem Kopf hören wir zeitgleich stets mehrere Radiosender, mehr oder weniger gut eingestellt, manchmal rauschend, manchmal pfeifend. Im Einstimmungsteil selektieren wir nun diese Sender, wir suchen den Sender unseres Selbst – und dieser ist ruhig und klar, die Wellen schwingen fein und gleichmäßig. Während wir ruhig sitzen, versuchen wir den Alltag hinter uns zu lassen. Wir denken nicht an das, was war, und auch nicht an das, was sein wird. Alle störenden Gefühle oder Eindrücke des Tages setzen wir auf eine weiterziehende weiße Wolke. Wir konzentrieren uns vollkommen auf uns, auf diesen Moment. Auf diese Weise erreichen wir eine Art Spürbewusstsein – eine wesentliche Voraussetzung für das folgende Üben.

Am Anfang werden Ihre Gedanken schwer zu zügeln sein. Konzentration kann nicht einfach durch ein Fingerschnippen hergestellt werden. Wer dies versucht, verkrampft und wird noch unruhiger als vorher. Lassen Sie sich Zeit. Die Konzentration auf sich selbst muss sich behutsam einstellen. Beginnen Sie mit einigen Atemzügen und weiten Sie Ihre Einstimmungsphase allmählich aus. Je fleißiger Sie üben, desto schneller werden Sie in einem der vorgestellten »bequemen Sitze« abschalten können und zur Ruhe und Zentrierung finden. Je besser Ihnen das in Zukunft gelingen wird, desto mehr werden Sie die Annehmlichkeiten einer Yoga-Übungsreihe genießen können. Sie werden besser fühlen, besser spüren, konzentrierter üben.

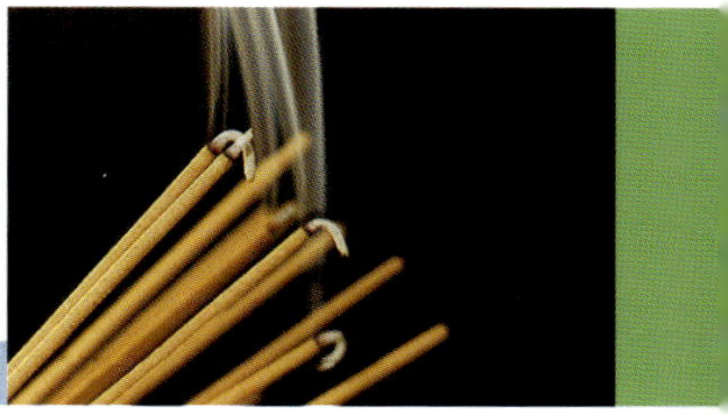

Bequem sitzen und ankommen

Übung 1

1 Im Schneidersitz (Sukhasana) erhöhen wir mit Hilfe mehrerer Decken unser Becken. Dies erleichtert die Aufrichtung des Beckens und der Wirbelsäule, der untere Rücken fällt nicht zurück. Setzen Sie sich an den vorderen Rand Ihrer Unterlage, überkreuzen Sie die Beine. Richten Sie Brustkorb und Rücken auf, die Schultern sind locker etwas zurückgezogen. Legen Sie die Hände auf die Knie. Ob die Handflächen nach oben oder unten zeigen, bleibt Ihrer Vorliebe überlassen. Entspannen Sie beide Hüftgelenke. Die Wirbelsäule bleibt lang, der Scheitel strebt nach oben. Sie können die Augen schließen. Atmen Sie ruhig und ohne dass sich Ihre Schultern bewegen. Kommen Sie mit Ruhe ganz in der Gegenwart an.

Übung 2

2 Bei steifen Hüft- oder Kniegelenken kann der im Westen als Fersensitz bekannte Virasana (= sitzender Held) angenehmer als der Schneidersitz sein. Eine eng gerollte Decke oder zwei quer gestellte Blöcke dienen als Sitzunterlage. Passen Sie die Sitzhöhe individuell an. Richten Sie Brustkorb und Rücken auf, halten Sie den Nacken lang, die Schultern sinken nach unten/hinten und sind entspannt. Legen Sie die Hände locker auf den Oberschenkeln ab oder formen Sie mit beiden Händen eine Schale in Ihrem Schoß.

Wenn Sie sich wohl dabei fühlen, schließen Sie für einige Minuten die Augen. Stirn und Kiefer entspannen, weich und dennoch tief und bewusst atmen.

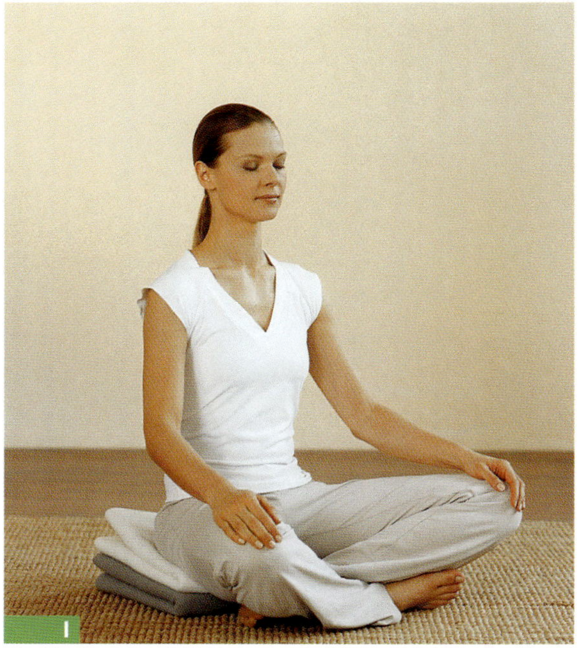

1

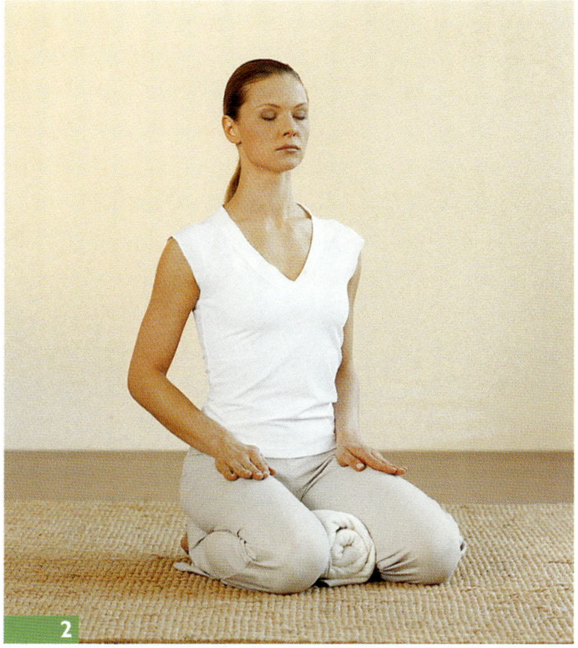

2

Dem Atem Raum geben

Sauerstoff ist die Grundlage allen Lebens

Die alten Yoga-Meister haben bereits vor Tausenden von Jahren die Nützlichkeit des Atems erkannt und in ihr Yoga-System eine Reihe von verschiedenen Atemtechniken integriert. Sie waren überzeugt, dass wir mit der Atmung nicht nur Sauerstoff, sondern auch Lebensenergie (Prana) aufnehmen.

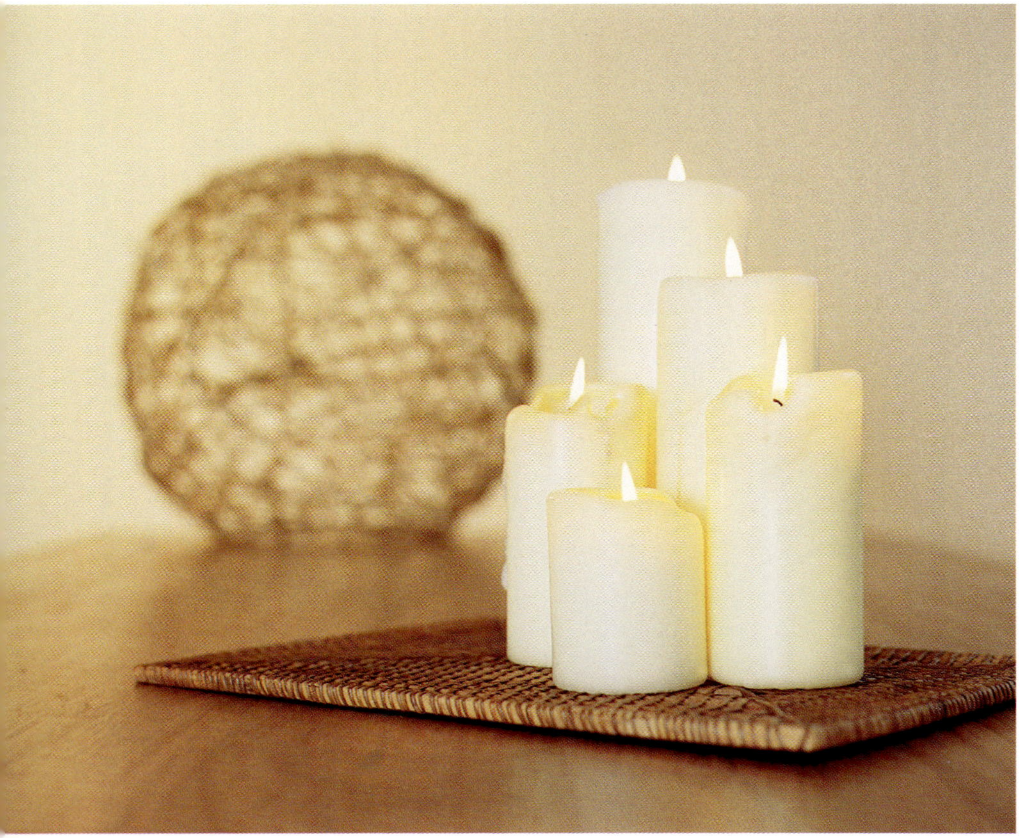

Die Atmung ist für uns etwas Selbstverständliches, wir machen uns keine Gedanken darüber. Wie unsere Atmung wird auch der Herzschlag oder das regelmäßige Augenzwinkern automatisch gesteuert. Wozu sollen wir uns also darum kümmern? Weil wir mit bewusst ausgeführten Atemübungen Stress abbauen, unsere Vitalität steigern, den Stoffwechsel verbessern, unsere Muskulatur versorgen, das Atmungssystem reinigen, unser Immunsystem stärken, Verspannungen und Angstzustände beseitigen und vieles mehr. Auch während des Übens der Yogasanas ist eine bewusste, kontrollierte Atmung wichtig. Nur wer »richtig« atmet, kann von den Wirkungen der Asanas – vor allem den organischen und geistigen – vollends profitieren.

Nach der Einstimmungsphase setzen Sie sich auf einen Stuhl oder nehmen eine der vorher beschriebenen Sitzhaltungen ein. Tragen Sie bequeme Kleidung und wenn nötig schnäuzen Sie sich vorher (und auch währenddessen) die Nase. Bevor Sie mit den nachfolgenden Übungen beginnen, bleiben Sie einige Minuten aufrecht sitzen und lauschen Sie Ihrem Atem. Akzeptieren Sie ihn so, wie er gerade ist. Beobachten Sie die Bewegungen des Bauches und des Brustkorbes. Wenn Sie zwischendurch das Bedürfnis haben zu seufzen oder tief durchzuatmen, dann tun Sie das einfach. Lassen Sie sich bewusst von Ruhe und Gelassenheit durchfluten. Wenn Sie dann das Bedürfnis haben weiterzuüben, führen Sie beide oder nur eine der nachfolgenden Atemübungen durch.

Bewusst durch die Nase atmen

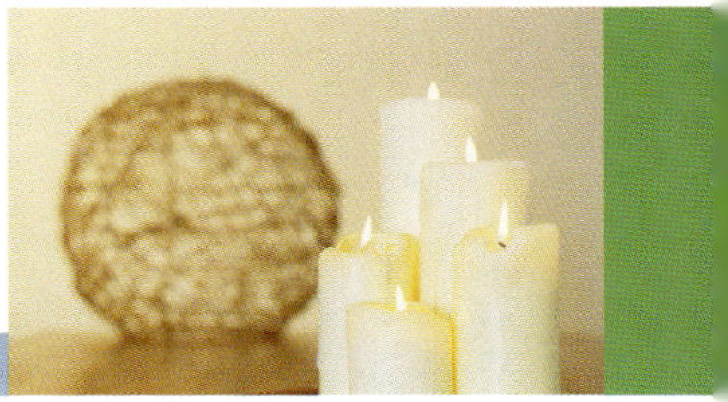

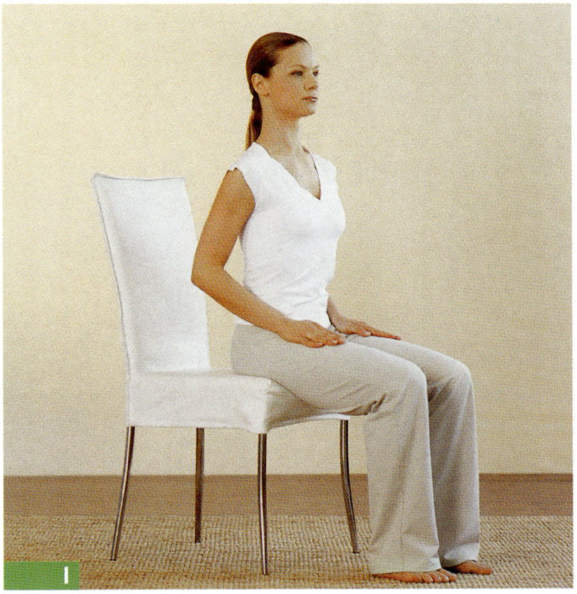
1

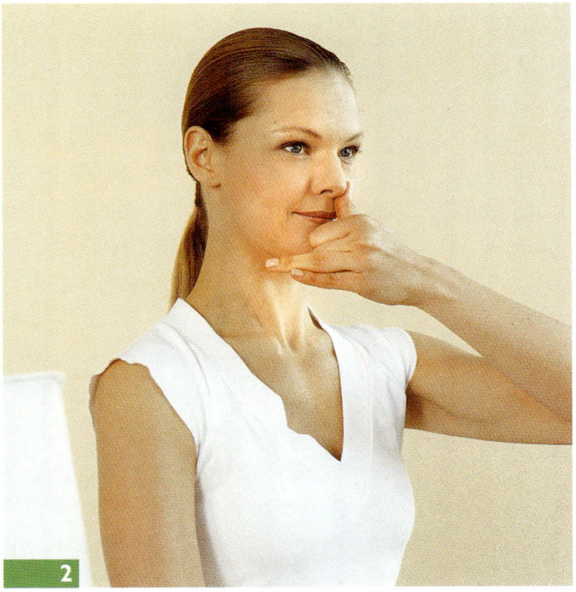
2

Übung 1

1 Diese stakkatoartige, sehr vitalisierende Übung bekämpft körperliche und geistige Müdigkeit und wärmt den Körper auf. Wenn Sie die Kopfleuchte (Kapalabhati) die ersten Male durchführen, kann es sein, dass Ihnen etwas schwindlig wird. Keine Sorge, dies ist nur vorübergehend. Wenn Sie husten müssen, übrigens ein Zeichen des Reinigungsprozesses, machen Sie eine kleine Pause. Setzen Sie sich bequem und aufrecht auf den Boden oder einen Stuhl. Schultern und Arme locker, Hände auf den Oberschenkeln. Sie atmen tief ein und stoßen dann die Luft kraftvoll wieder aus. Beim Ausatmen die Bauchdecke nach innen ziehen, Beckenbodenmuskeln aktivieren. 10- bis 30-mal wiederholen. Üben Sie zweimal hintereinander mit einer kleinen Pause dazwischen.

Übung 2

2 Die Wechselatmung (Nadi Shodhana) hilft uns, ruhig zu werden und soll unsere Energiekanäle, die Nadis, von Blockaden befreien. Der ausgewogene Atemfluss sorgt für ein harmonisches Gleichgewicht im Nervensystem und bringt uns »in unsere Mitte«. Zeige- und Mittelfinger der rechten Hand beugen und an den Daumenballen drücken, die restlichen Finger ausstrecken. Atmen Sie durch beide Nasengänge ein, dann verschließen Sie mit dem Daumen das rechte Nasenloch. Atmen Sie durch den linken Nasengang aus und wieder ein, verschließen Sie den linken Nasengang mit dem Ringfinger, atmen Sie langsam über den rechten Nasengang aus und wieder ein. Etwa 15-mal wiederholen. Zum Ende durch beide Nasengänge ausatmen.

Bodyfeeling – mobilisieren und spüren

Müde Gelenke wecken

Mit der konzentrierten Einstimmung und ein bis zwei Atemübungen haben Sie bereits einen optimalen Einstieg in Ihr Yoga-Programm gefunden. Muskeln und Gelenke wollen jedoch ebenfalls behutsam aufgeweckt werden.

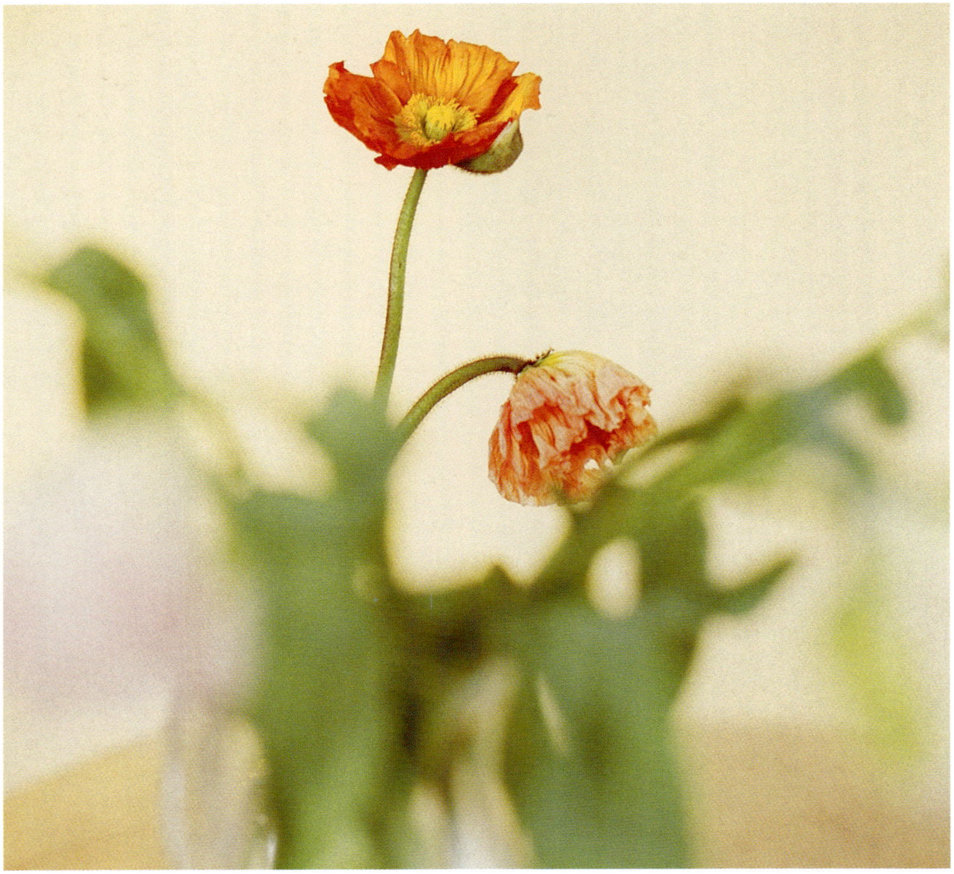

Wir nennen dies »Bodyfeeling«, da die folgenden Übungen den Körper aktiv mobilisieren und uns die Möglichkeit geben, ihn zu Beginn unserer Praxis zu erkennen, zu spüren, wahrzunehmen. Sie sorgen weiterhin für einen klaren und konzentrierten Geist und verbinden Bewegung mit einem fließenden Atem.

Im Zentrum der nachfolgenden Bewegungen soll die Wirbelsäule stehen. Mit einer Übung mobilisieren wir auch unsere Schultergelenke. Führen Sie sie konzentriert und aufmerksam durch. Für die ersten Wochen empfehlen wir sämtliche Übungen in gleicher Reihenfolge zu absolvieren. Dies wird nur wenige Minuten dauern. Mit wachsender Erfahrung können Sie dann entscheiden, welche Übungen in welcher Reihenfolge speziell für Sie am wohltuendsten sind. Auch andere mobilisierende Übungen, die Sie vielleicht beim späteren Üben mit einem Lehrer kennen lernen, können Sie jederzeit integrieren. Im Anschluss an diese Übungen kann man auch den Sonnengruß (Seite 90) einige Male durchlaufen. Kurz vor dem Schlafengehen sollten Sie jedoch auf ihn verzichten.

Die Mobilisationsübungen auf den nächsten Seiten dienen neben der allgemeinen körperlichen Aufwärmung auch der geistigen Einstimmung. Unsere Schüler lieben diese Kombination sehr, da sie sich im Anschluss daran besonders gut fühlen und bereit für ihr individuelles Asana-Übungsprogramm sind.

Die Katze

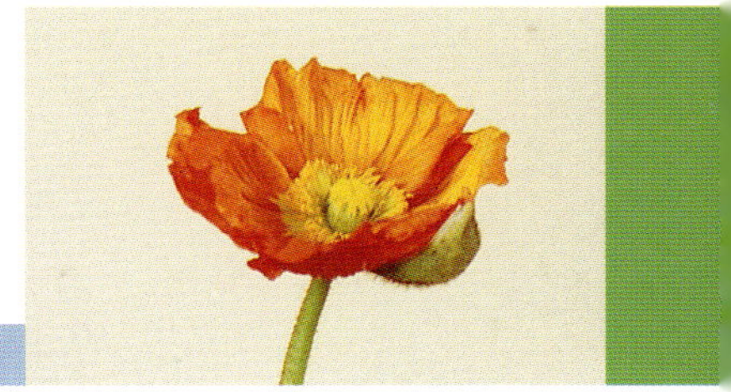

Mit dieser wichtigen Grundübung mobilisieren wir unsere Wirbelsäule in allen Abschnitten und bekommen ein Gefühl für die Bewegungsfähigkeit des Rückens. Die sorgfältige und behutsame Dynamik lässt uns auch erkennen, in welchem Bereich wir eventuell etwas steifer bzw. besonders mobil sind.

Im Vierfüßlerstand stellen Sie die Hände genau unter den Schultern auf, die Finger sind gespreizt. Die Knie befinden sich senkrecht unter den Hüftgelenken, die Füße sind abgelegt. Bevor Sie mit der dynamischen Bewegung beginnen, sollte die Wirbelsäule neutral gehalten werden, also vom Steißbein bis zum Nacken entsprechend ihrer natürlichen Doppel-S-Krümmung.

1 Atmen Sie ein. Mit dem Ausatmen wölben Sie den Rücken wie ein aufgescheuchter Kater nach oben zur Decke. Hierbei Kopf senken, Nacken runden, Steißbein und Bauchnabel einziehen und die Rückseite des Rückens weit nach oben zur Decke ziehen. Versuchen Sie wirklich jeden Abschnitt der Wirbelsäule in diese Bewegung zu integrieren, damit alle Segmente mobilisiert werden.

2 Mit dem folgenden Einatmen lassen Sie den Rücken behutsam ins Hohlkreuz sinken, heben das Steißbein nach hinten und den Kopf nach vorne etwas an. Um besonders den steiferen Abschnitt der Brustwirbelsäule zu dehnen, ziehen Sie das Brustbein aktiv nach vorne/oben und die Schulterblätter nach unten in die »Hosentaschen«. Versuchen Sie vom Becken bis zum Nacken ein harmonisch gebogenes C zu bilden.

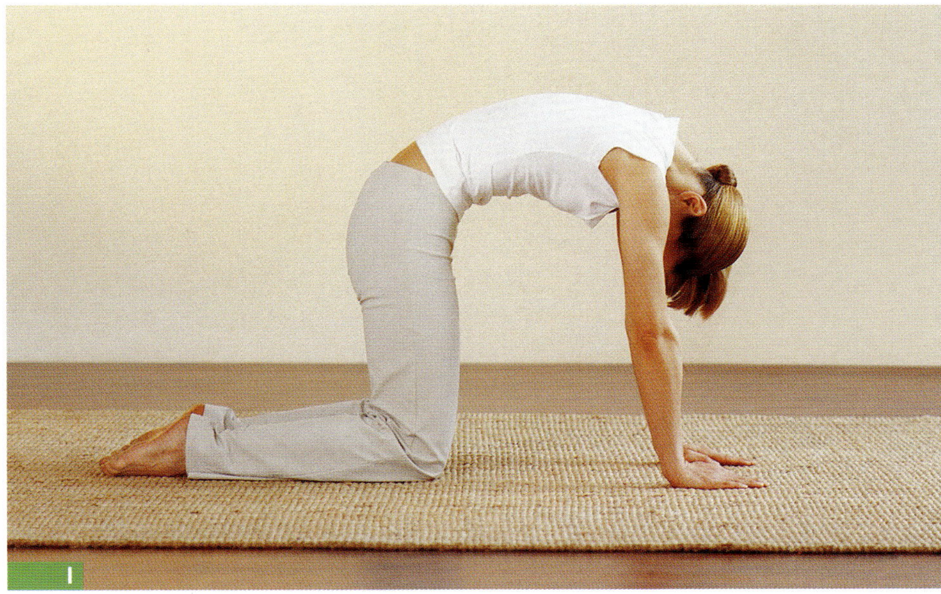

1

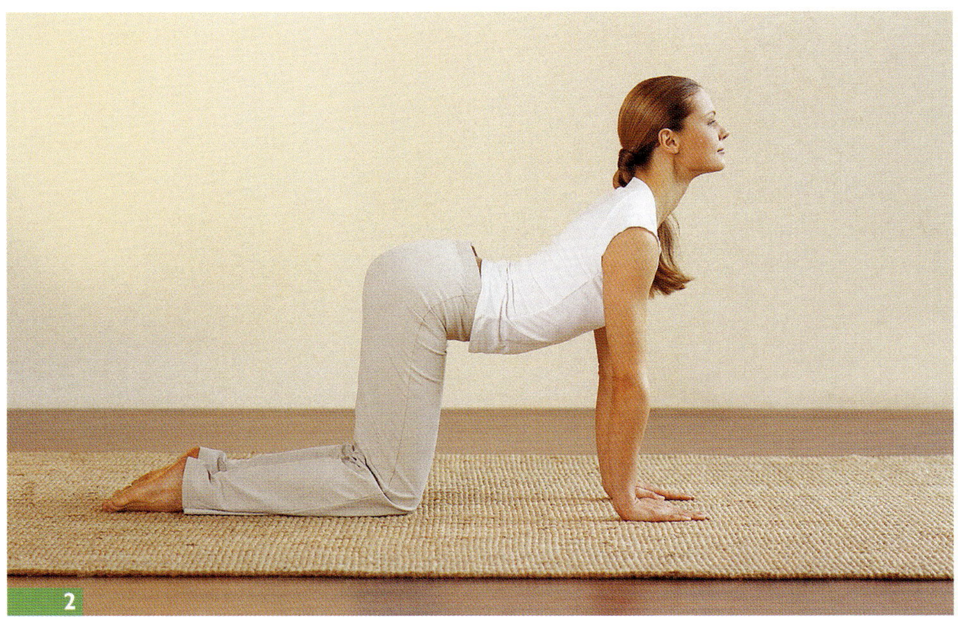

2

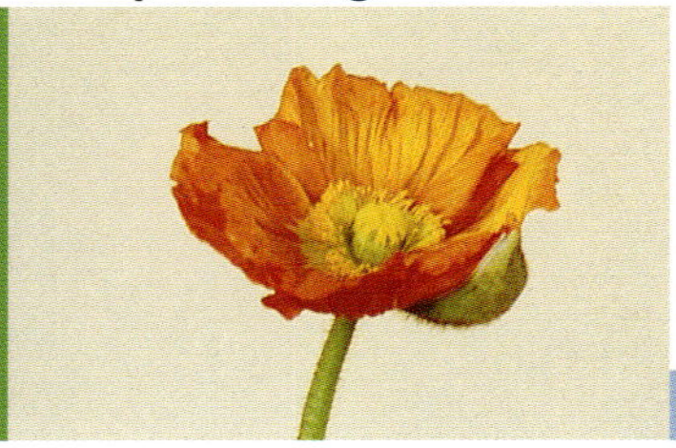

Strecken, drehen und kreisen

Übung 1

1 Stehen Sie mit geschlossenen Füßen. Rücken gerade, Brustbein leicht angehoben, Nacken lang und Blick geradeaus. Legen Sie die rechte Hand an den Hinterkopf. Mit dem Einatmen strecken Sie den linken Arm über die Seite lang nach oben. Der Oberarm befindet sich neben dem Ohr. Spannen Sie gleichzeitig Beine, Beckenmuskeln und Gesäß fest an. Atmen Sie aus und neigen Sie sich zur rechten Seite (siehe Bild). Mit dem Einatmen den Rumpf wieder gerade stellen. Mehrmals wiederholen und dann die Seite wechseln.

Übung 2

2 Stehen Sie hüftbreit, die Füße parallel. Rücken gerade, Brustbein leicht anheben. Arme seitlich ausbreiten,

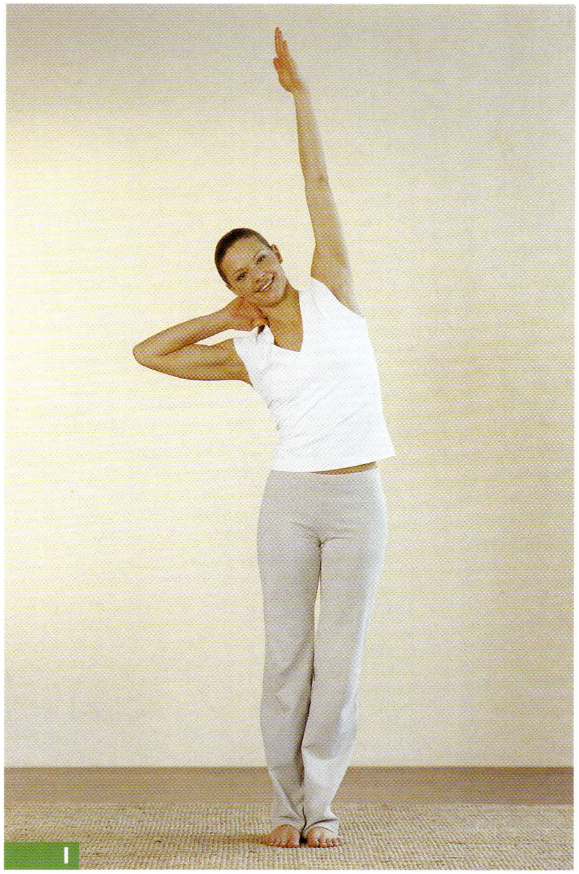

1

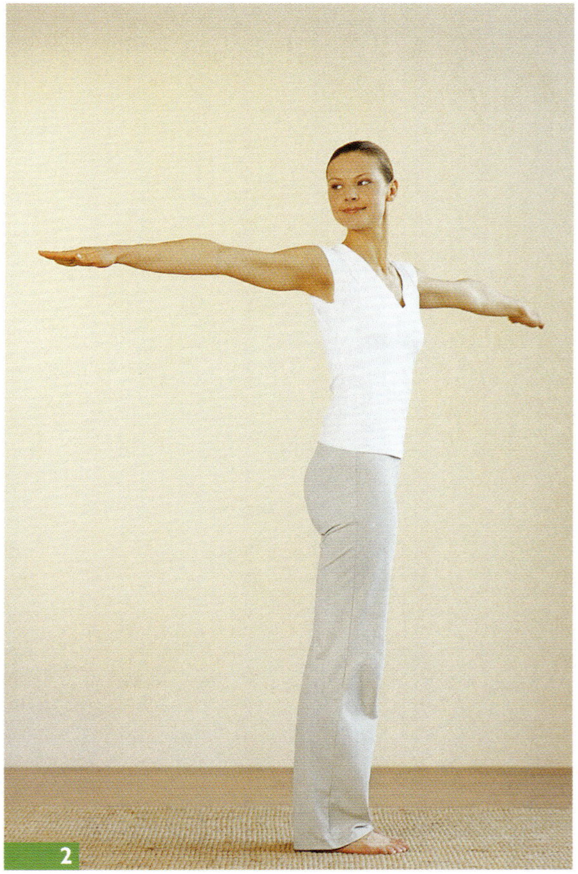

2

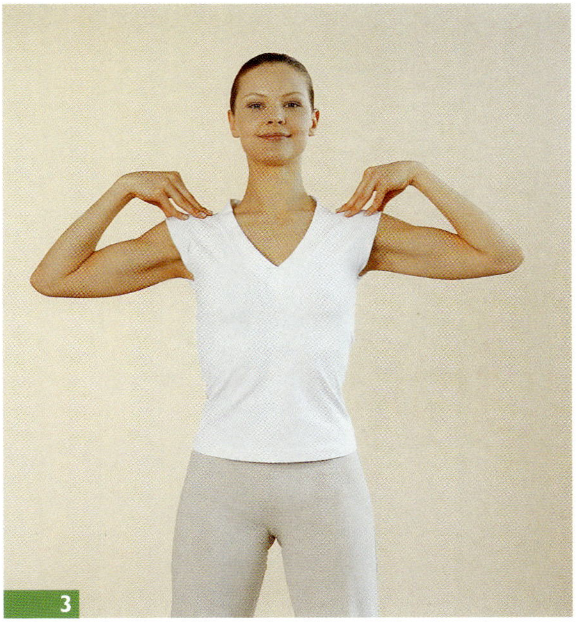

3

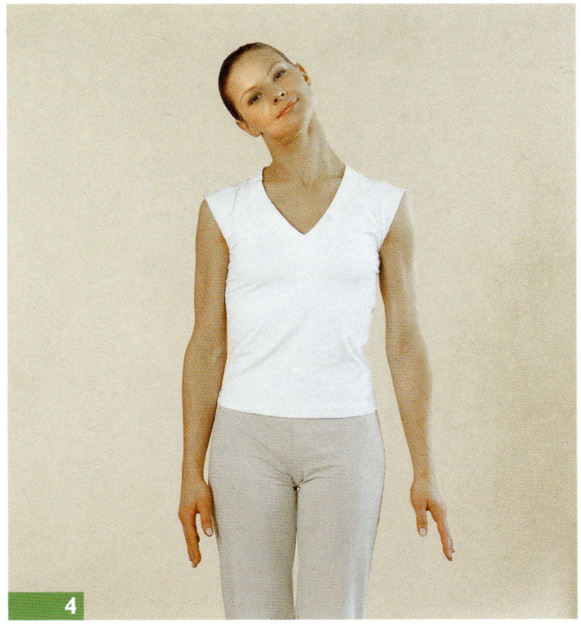

4

Nacken lang, Schulterblätter nach hinten/unten. Mit dem Einatmen Wirbelsäule verlängern, Scheitel nach oben ziehen, Schultern dabei senken. Ausatmen und auf die rechte Seite drehen. Hierbei das Becken nicht mitbewegen! Halten Sie es stabil in seiner Position. Drehen Sie jedes Segment der Wirbelsäule von ganz unten bis ganz oben. Stellen Sie sich dabei eine Wendeltreppe vor, die Sie von der ersten bis zur letzten Stufe besteigen. Mit dem Einatmen kommen Sie zur Mitte zurück, mit dem Ausatmen drehen Sie nach links. Jede Seite mehrmals wiederholen.

Übung 3

3 Gerade stehend oder auf einem Stuhl sitzend legen Sie die Finger auf Ihre Schultern. Heben Sie das Brustbein leicht an und ziehen Sie die Schulterblätter nach hinten/unten. Stellen Sie sich nun vor, dass Sie mit beiden Ellbogen kleine Kreise malen möchten. Langsam werden diese Kreise immer größer. Am Ende »zeichnen« Sie sie so groß, dass sich vorne Ihre Ellbogen treffen (ausatmen) und sich hinten beide Schulterblätter berühren wollen (einatmen). Anschließend kontinuierlich wieder kleiner werden und in die andere Richtung wiederholen. Üben Sie konzentriert und respektieren Sie Ihre natürlichen Bewegungsgrenzen.

Übung 4

4 Sitzen, knien oder stehen Sie gerade. Das Brustbein ist angehoben, die Schultern entspannt, der Nacken lang. Mit dem nächsten Ausatmen neigen Sie den Kopf nach rechts, sodass sich das rechte Ohr der rechten Schulter nähert (nicht die Schulter zum Ohr heben). Den Rumpf gerade halten. Einatmen, Kopf gerade, Ausatmen, Kopf nach links neigen. Jede Seite 4- bis 5-mal wiederholen. Anschließend mit gleichem Atemrhythmus den Kopf nach rechts und links drehen, so als würden Sie hinter sich sehen wollen. Auch dies mehrere Male wiederholen.

Integrieren Sie in beide Bewegungen (neigen und drehen) nur die Halswirbelsäule, der Schultergürtel bleibt stabil.

Ausgleich und Ruhe schaffen

Ihr Körper ist der beste Ratgeber, lernen Sie nach innen zu blicken und zuzuhören.

HINWEIS

Manche Yoga-Schulen führen ein Yogasana-Programm ohne Pausen zwischen den Haltungen durch. Dieses so genannte Vinyasa-Yoga eignet sich besonders gut für Geübte und Fortgeschrittene.

Jede Haltung, die Sie innerhalb Ihres Übungsprogramms durchführen, hat spezifische Wirkungen auf Ihren Körper und Ihren Geist. Manche Positionen werden Sie mehr anstrengen, andere hingegen weniger. Bei manchen Asanas wird es passieren, dass Sie mit den Gedanken abschweifen. Bei anderen werden Sie es schaffen, Ihre volle Aufmerksamkeit zu bewahren. Was auch passiert, lassen Sie es geschehen.

Bevor wir Ihnen im nachfolgenden Übungskatalog einige wichtige Asanas und deren Vorbereitungen vorstellen, möchten wir Ihnen noch zwei Übungen für »zwischendurch« zeigen. Diese Übungen sind ein nicht unwichtiger Teil Ihrer Praxis, wenn es darum geht, verloren gegangene Konzentration zurückzuholen, bestimmte Haltungen nachzuspüren oder nach besonderer Anstrengung innezuhalten, den Atem zu beruhigen und dem Körper eine Ruhepause zu gönnen.

Mit den Ausgleichshaltungen möchten wir Ihnen einige Ideen für eine bewusste Gestaltung Ihrer Yoga-Praxis an die Hand geben. Sie können die Ausgleichshaltungen durchführen, müssen aber nicht. Entwickeln Sie ein Gefühl dafür, was Ihr Körper verlangt, finden Sie seine Übungsgeschwindigkeit. Wenn er sich nach jeder Asana nach einer ausgleichenden Stellung sehnt, dann geben Sie ihm diese Möglichkeit. Wenn Sie ein längeres Übungsprogramm absolvieren und er beispielsweise das Bedürfnis nach einer Pause erst nach mehreren stehenden Haltungen hat, ist das auch in Ordnung.

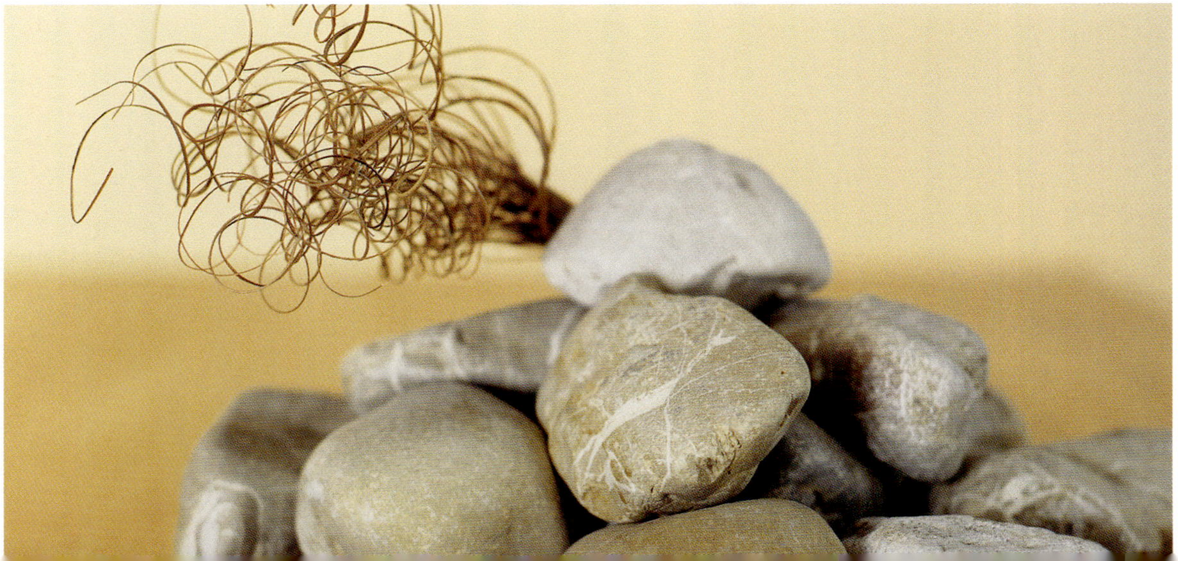

Übungen für zwischendurch

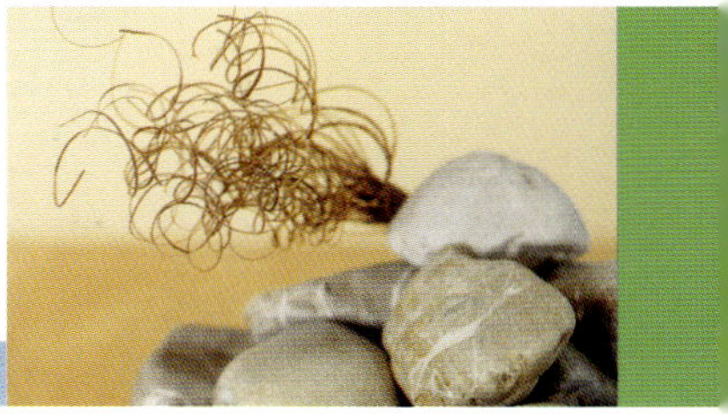

Übung 1

1 Die Kindeshaltung (Balasana) lindert Spannungen im unteren Rücken, entlastet die Beine und beruhigt den Geist. Man kann Sie jederzeit nach Belieben und Bedürfnis durchführen. So gut wie alle Schüler finden in ihr eine wohltuende Entspannung für zwischendurch. Besonders nach Drehhaltungen, Rückbeugen, aber auch nach den stehenden Positionen wird sie gerne durchgeführt.
Vom Fersensitz mit geöffneten Knien mit dem Ausatmen nach vorn beugen und den Rumpf auf mehreren gerollten Decken ablegen. Lassen Sie sich von dieser Unterlage »tragen«. Der Kopf ruht auf der Seite und die Arme liegen entspannt neben den Decken. Entspannen Sie Schultern und Nacken.

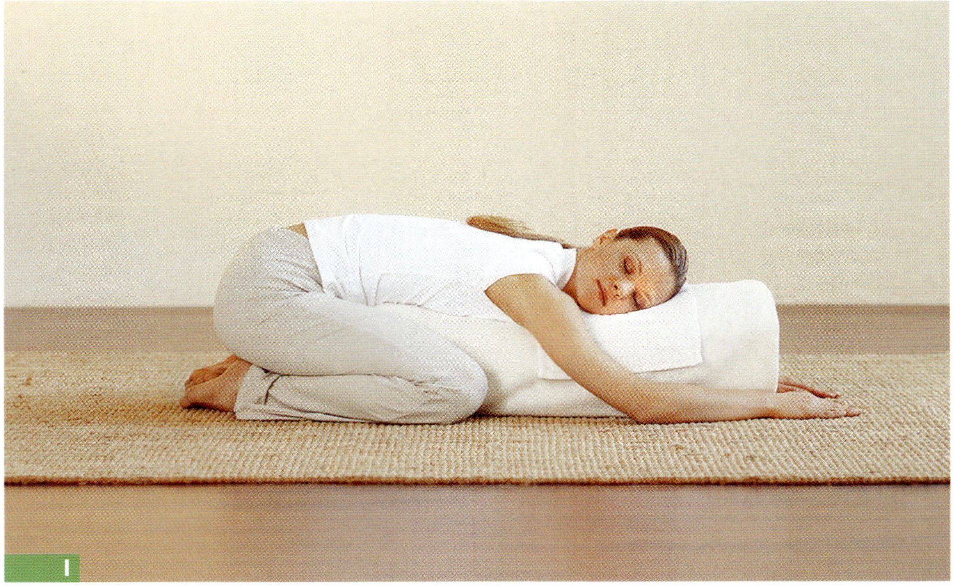

1

Übung 2

2 Der liegende, geschlossene Winkelsitz (Supta Baddha Konasana) ist auch während der Menstruation eine wohltuende Entspannungshaltung. Als Zwischendurchübung entspannt diese Position die Beine, öffnet die Leisten und macht den Atem frei.
Falten Sie mehrere Decken und legen Sie sich mit der gesamten Wirbelsäule darauf. Die Liegehöhe entscheidet über das Wohlbefinden. Das Gesäß bleibt entspannt am Boden. Der Kopf wird mit einem Kissen leicht erhöht. Die Fußsohlen sind aneinander gelegt, die Knie locker nach außen. Die Arme entspannt neben den Körper, Handflächen nach oben. Lassen Sie die Schultern sinken, sodass sich der Brustkorb dehnen kann.

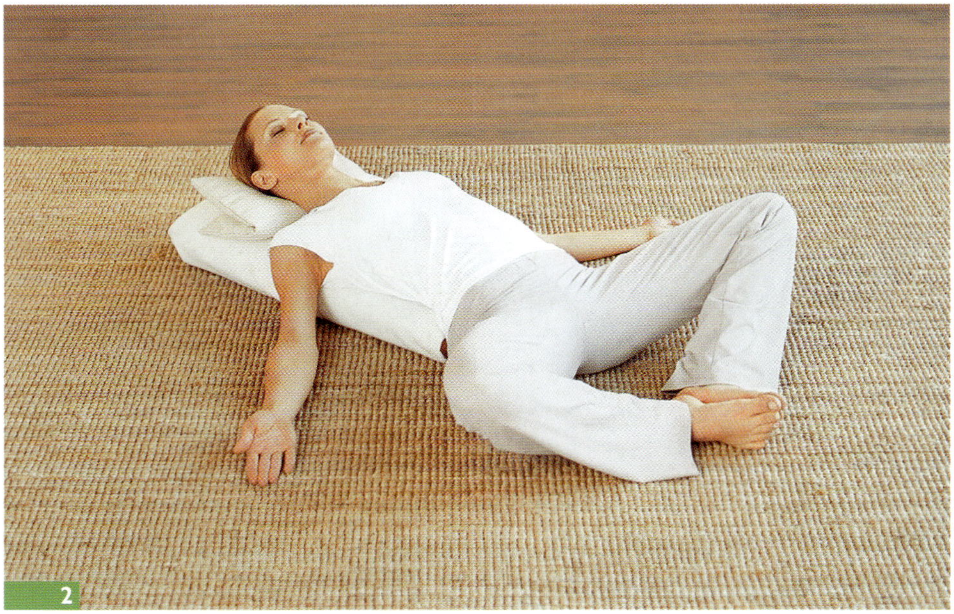

2

Yogasanas – die Haltungen im Yoga

Die Reise ins Ich beginnt

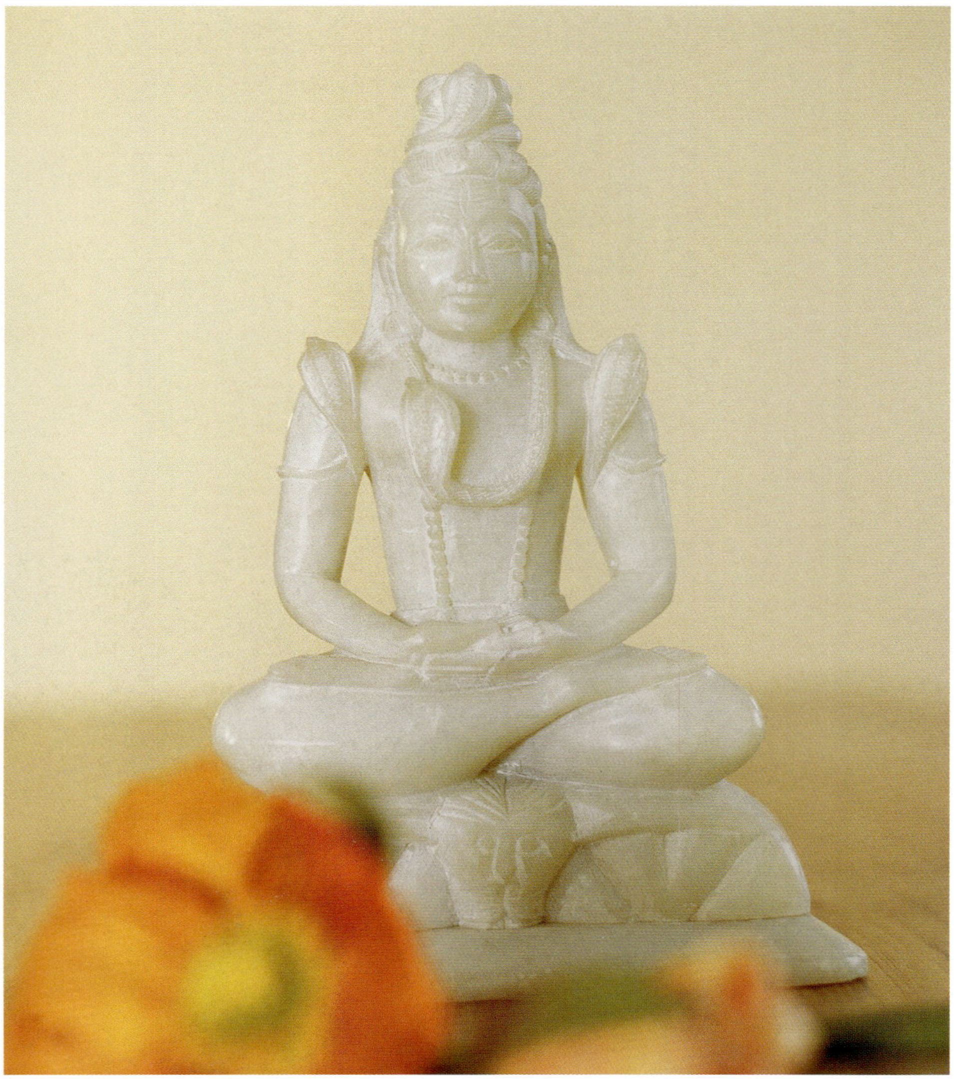

Die Yogasanas auf den folgenden Seiten könnte man als den Kern des Übungsprogramms bezeichnen. Sie sind mental »eingestimmt«, haben bewusst »geatmet« und sich körperlich »mobilisiert«. Jetzt sind Sie so weit, dass Sie Ihre erste Übung durchführen. Wenn Sie sich für die folgenden Zeilen noch etwas Zeit nehmen, kann Ihre Reise in Kürze beginnen.

Ideen zum Üben

- Lesen Sie den Text zur Asana aufmerksam und spielen Sie die Übung gedanklich durch. Noch besser ist es, wenn Sie mit Partner üben. Einer liest Schritt für Schritt den Text, der andere folgt den Anleitungen. Wenn man zu zweit übt, besteht auch die Möglichkeit sich gegenseitig auf den einen oder anderen Haltungsfehler aufmerksam zu machen.
- Die vorbereitenden Übungen sollten Sie grundsätzlich immer durchführen. Wiederholen Sie sie ein- bis dreimal. Wenn Ihr Körper im Laufe der Zeit beweglicher und kräftiger geworden ist, entscheiden Sie selbst, welche Vorübungen Sie in Ihre Übungsroutine integrieren wollen.
- Führen Sie jede Asana einmal durch. Die Haltezeit richtet sich nach Ihrem persönlichen Leistungsstand und Empfinden. Länger als eine Minute ist für Einsteiger nicht notwendig.
- Wird eine Übung einseitig durchgeführt, vergessen Sie nicht die zweite Seite. Es ist durchaus sinnvoll, dieje-

nige Seite, welche Ihnen schwerer gefallen ist, zweimal zu üben. In Zukunft beginnen Sie dann stets mit Ihrer schwächeren Seite.

- Jede Asana ist nur so gut wie ihr Fundament. Eilen Sie deshalb nicht in eine Übung hinein, sondern bauen Sie sie Schritt für Schritt langsam und bewusst auf. Um eine Haltung zu beenden, bewegen Sie sich auf demselben Weg zurück, wie Sie sie eingenommen haben.
- Üben Sie grundsätzlich lieber weniger Haltungen korrekt und bewusst als zu viele schlampig und mit Ihren Gedanken vorausgeeilt.
- Beachten Sie stets Ihre physiologischen Grenzen bzw. Ihr orthopädisches Limit. Gehen Sie guten Gewissens nahe an diese Grenzen heran, aber überschreiten Sie sie niemals! Beachten Sie diesbezüglich auch jeweils den Abschnitt mit den Variationen.
- Atmen Sie stets fließend durch die Nase ein und aus. Wenn Sie merken, dass Sie nach Beendigung einer Haltung ein erhöhtes Atembedürfnis haben, ist das ein eindeutiges Zeichen dafür, dass Sie während der Haltung nicht regelmäßig und fließend genug geatmet haben.
- Führen Sie die bereits beschriebenen Ausgleichs- bzw. Ruhepositionen (Seite 37) nach Bedarf durch. Sie neutralisieren auftretende Spannungen und geben Zeit zum Nachspüren – übrigens ein wichtiges Anliegen im Yoga. Für die Länge der Ruhepositionen gibt es keine feststehende Regel. Ruhen Sie sich so lange aus, bis Sie bereit sind Ihre Yogasanas weiterzuführen.

Konzentration beim Üben

Westliche Gymnastikformen kann man erfolgreich ausüben, ohne eine bestimmte geistige Haltung einzunehmen. Im Yoga dagegen ist ein aufmerksamer Geisteszustand unabdingbare Voraussetzung. Konzentration lautet das Stichwort. Doch worauf soll man sich konzentrieren?

Konzentration auf die Ausführung

Am Anfang ist es unerlässlich, sich voll darauf zu konzentrieren, eine Übung richtig auszuführen. Jede Bewegung muss aufmerksam kontrolliert werden. Stellen Sie sich die aktive Tätigkeit derjenigen Muskeln vor, die für eine Haltung gebraucht werden. Alle anderen Muskeln sind entspannt. Dies ist die Kunst der Koordination.

Konzentration in der Haltung

Während der Haltephase werden verschiedene Energien aktiviert. Schweifen Sie nicht mit den Gedanken ab. Wenn dies passiert, gerät auch der Körper aus seinem physischen Gleichgewicht. Der Geist muss aufmerksam bleiben.

Konzentration auf den Atem

Wer eine Übung ausreichend beherrscht, richtet die Aufmerksamkeit auf seinen Atem. Er ist gleichmäßig und tief. Dennoch sollte man sich nicht zwingen tiefer zu atmen, als es eine Haltung ermöglicht. Bei manchen Asanas wird die Atmung eher in den Bauch fließen, bei anderen wird der Brustkorb mehr arbeiten. Starre Atemregeln gibt es bei uns nicht. Denken Sie jedoch daran, dass eine regelmäßige Atmung uns die nötige Kraft, aber auch Ruhe für eine Übung gibt.

Konzentration auf das Ganze

Wer sich der Ausführung und der Haltung einer Übung sicher ist und seine Atmung beherrscht, konzentriert sich im nächsten Schritt, während der statischen Phase einer Haltung, auf den gesamten Organismus. Stellen Sie fest, was im Körper vorgeht. Beurteilen Sie dies jedoch nicht, bleiben Sie mit Ihrer Meinung neutral. Es geht lediglich um das bewusste Wahrnehmen. Versuchen Sie das, was im Körper vorgeht, nicht zu steuern. Alles geschieht von selbst. Mit einer neutralen Einstellung lernt man festzustellen, welche Organe oder Körperteile positiv beeinflusst werden. Man spürt, wie sich der Körper von verborgenen Spannungen befreit und wird empfänglich für die Energien, die durch die Asana freigesetzt werden.

HINWEIS

Ein Einsteiger wird genug damit zu tun haben, eine Asana einigermaßen korrekt einzunehmen. Das ist gut so – das ist seine Konzentration. Ein Geübter kann sich auf andere Dinge konzentrieren.

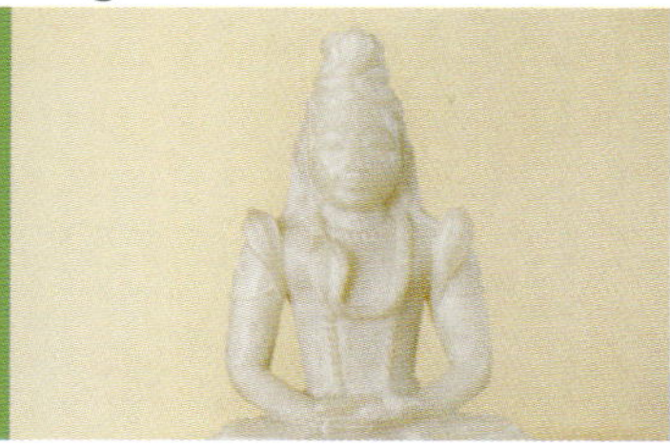

Berghaltung
Vorbereitung und Haltung

Tadasana

Tadasana wird oft als die einfachste Stehhaltung im Yoga bezeichnet. Die Berghaltung ist die erste und zugleich wichtigste Asana, die wir im Yoga üben müssen. Viele Yogis wollen möglichst bald mit dem Kopfstand beginnen. Bevor wir dies jedoch versuchen, sollten wir erst lernen, richtig auf unseren Füßen zu stehen. Der Berg hat einen unverrückbaren Platz auf unserer Erde, er steht aufrecht und ist ein Symbol der Ewigkeit. Er ruht in sich selbst, ganz gleich welche Turbulenzen um ihn herum wirken. Er hat ein massives Fundament und strebt mit seinem Gipfel in den Himmel. In der Bergposition sollen auch wir diese Eigenschaften aufbauen. Erst dann sind wir bereit weitere Stehhaltungen einzunehmen bzw. uns auf den Kopf zu stellen.

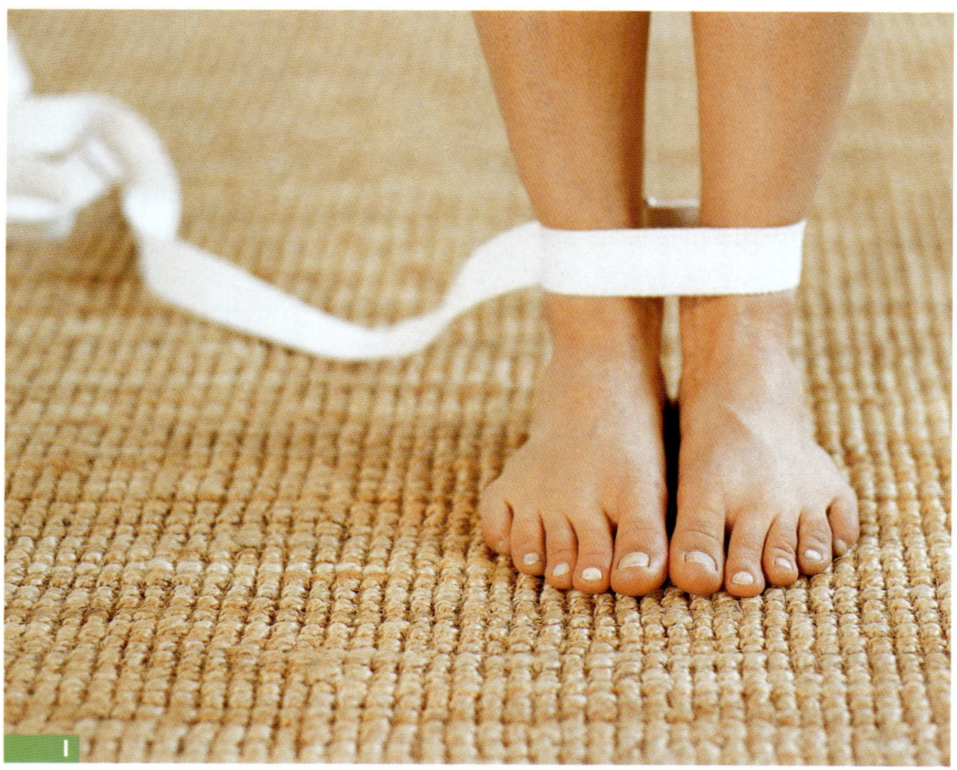

I

Wirkung

Tadasana streckt die Wirbelsäule, bringt unser Becken in eine günstige Position und korrigiert insgesamt eine schlechte Haltung. Die Muskeln entlang des Rückens und der Beine werden gekräftigt. Der Berg verbessert unsere körperliche und geistige Balance. Wir erspüren unseren Schwerpunkt und lernen, was es bedeutet »standhaft« zu sein. Ein gleichmäßiger und weicher Atemfluss, der für alle Haltungen hilfreich ist, wird gefördert. Alle Erkenntnisse aus dieser Stellung können wir auf andere Stehhaltungen übertragen.

Beachten Sie

Bei Problemen in den Kniegelenken passen Sie die Spannung in den Beinen individuell an. Nicht ausführen bei extrem niedrigem Blutdruck und Neigung zu Schwindelanfällen. Wer Gleichgewichtsprobleme hat, kann diese Asana jedoch mit etwas geöffneten Füßen oder an eine Wand angelehnt üben.

Die Vorbereitung

I Bei geschlossener Fußstellung berühren sich die Fersen und beide große Zehen. Binden Sie sich einen Yogagurt bzw. ein Baumwolltuch (Doppelknoten, zweiter Knoten fester) oberhalb der Fußknöchel um die Beine. Während Sie aufrecht stehen versuchen Sie die Zehen nach vorne und in die Breite zu strecken. Ihre Füße sollten sich jetzt eine Schuhnummer größer anfühlen. Verwurzeln Sie die Fußsohlen mit der Erde und spannen Sie die Beinmuskeln so an, dass die Kniescheiben ein

Stück nach oben gezogen und an das Kniegelenk angesaugt werden. Damit erreichen Sie schon ein gutes Gefühl von Standfestigkeit und einen Eindruck von »langen Beinen«. Ihr Körpergewicht ist gleichmäßig auf beide Beine verteilt. Anschließend drücken Sie die Außenkanten beider Füße etwas mehr als gewöhnlich in den Boden, wodurch sich die Fußgewölbe leicht anheben. Verankern Sie die Zehen weiterhin in der Erde. Durch den erhöhten Druck der Außenkanten spannt sich der Gurt. Halten Sie diese Spannung etwa 3–5 Atemzüge aufrecht.

Die Haltung

2 Stellen Sie sich aufrecht mit geschlossenen Füßen auf den Boden, Fersen und große Zehen berühren sich. Verlängern Sie Ihre Füße und lassen Sie das Körpergewicht gleichmäßig auf beiden Beinen ruhen. Die Fersen stützen einen etwas größeren Teil Ihres Gewichtes als die Ballen. Verwurzeln Sie Ihre Fußsohlen mit dem Boden, machen Sie beide Beine lang und öffnen Sie die Kniekehlen, die Kniescheiben ziehen nach oben. Die richtige Ausrichtung des Beckens erreichen Sie, indem Sie das Steißbein sanft nach unten gleiten lassen und den Bauchnabel etwas einziehen. Gleichzeitig heben Sie das Brustbein nach oben und verlängern die Wirbelsäule über ihre gesamte Länge. Hierbei streckt sich auch die Bauchdecke. Saugen Sie die Schulterblätter an den hinteren Brustkorb und rollen Sie die Schultern leicht zurück. Die Arme sind bis in die Fingerspitzen bewusst lang nach unten, sodass sich der Abstand zwischen Ohren und Schultern vergrößert. Drehen Sie die Handflächen zur Hosennaht. Lassen Sie Kehle und Gesicht weich und fühlen Sie die Verlängerung des Nackens indem der Scheitel wie durch einen Sog zur Decke gezogen wird. Das Kinn nicht nach vorne strecken. Blicken Sie ruhig und wachsam geradeaus.

Gedankliche Ausrichtung

Mit jedem Atemzug geben Sie unnötige Spannung ab und empfangen Kraft und Vitalität. Seien Sie eindeutig erdhaft verbunden, standhaft und dennoch nach oben in den Himmel strebend wie ein Berg. Fühlen Sie tief im Inneren einen gewissen Stolz und seien Sie gelassen und ruhig, ganz gleich, was um Sie herum passiert – eine gleichmäßig fließende Atmung wird Ihre Ausrichtung positiv beeinflussen.

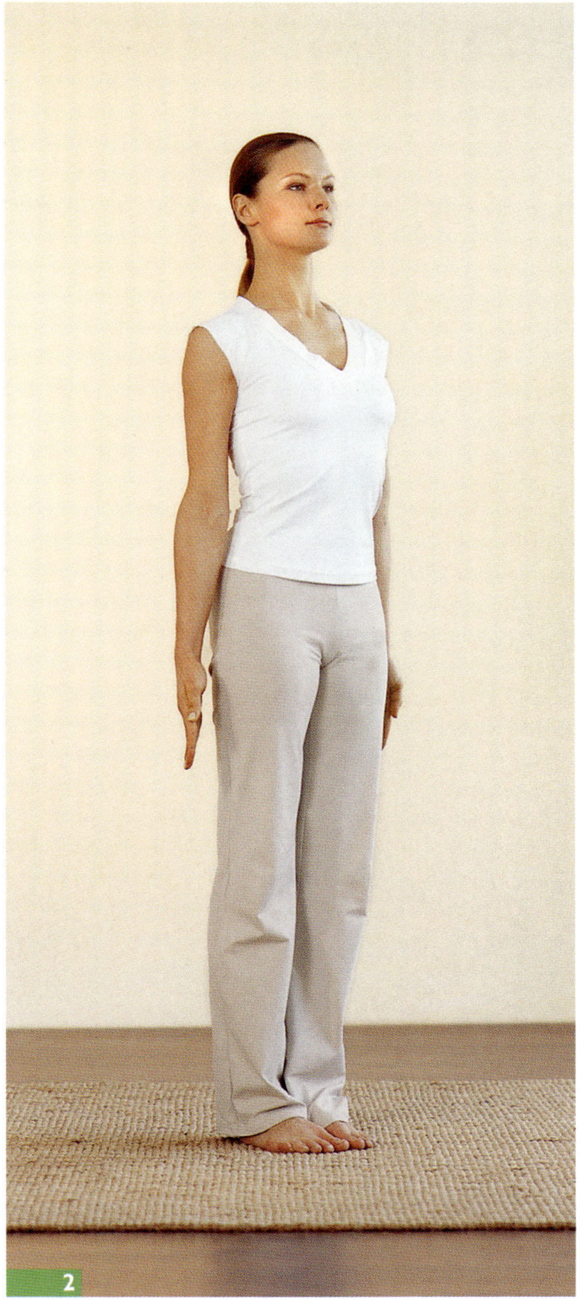

2

SO NICHT!

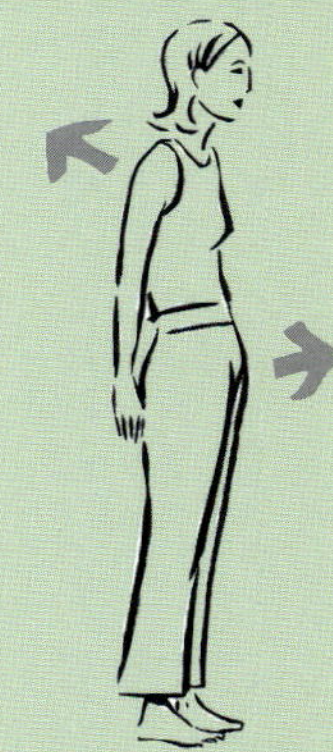

Der gesamte Körper hat zu wenig Spannung, der obere Rücken ist rund und das Becken zu weit nach vorne geschoben.

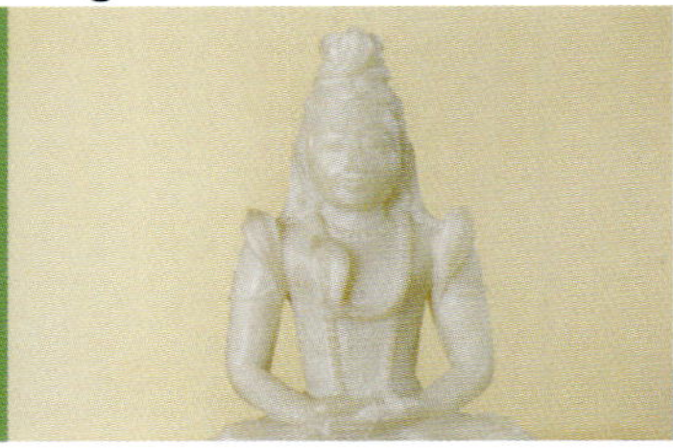

Baumhaltung
Vorbereitung und Haltung

Vrkshasana

Der Baum ist ein altes, mythologisches Bild der Menschheitsgeschichte. In vielen Religionen und Kulturen haben sich die Menschen mit Bäumen gleichgesetzt. Häufig sind sie Symbole des Lebens, Lebewesen zwischen Himmel und Erde. Wenn Sie Vrkshasana üben, dann stellen Sie sich Folgendes vor:

Jeder Baum ist ein Individuum. Ein junger Baum steht unsicher – erst das Alter und die Weisheit machen ihn massiv und stark. Ein Baum, der im Wald steht, ist fähig in Gemeinschaft zu leben. In der Erde verflechten sich die Wurzeln aller Bäume und dadurch geben sie sich gegenseitigen Halt. Kein Baum beansprucht alles für sich allein. Die Haltung des Baumes kann – wie viele Yogasanas – in verschiedenen Varianten geübt werden. Im Folgenden stellen wir Ihnen eine klassische Ausführung vor, wie sie in etlichen Yoga-Schulen gelehrt wird.

Wirkung

Vrkshasana verbessert in hohem Maße Ihren Gleichgewichtssinn, stabilisiert und beruhigt Ihren Geist und fördert die Konzentrationsfähigkeit. Üben Sie ihn besonders dann, wenn Sie nervös oder ruhelos sind. Wir empfehlen die Übung oft, wenn eine große oder unangenehme Aufgabe kurz bevorsteht. Da Fuß-, Bein- und Hüftmuskeln gekräftigt werden, verbessert die Haltung Ihre Standkraft und Stabilität. Der Baum fördert weiterhin das Verständnis für eine ruhige und fließende Atmung.

Beachten Sie

Da die Baumhaltung in vielen Ausführungen geübt werden kann, gibt es kaum Einschränkungen bzw. Empfehlungen, wann man diese Pose nicht ausführen sollte. Wer, aus welchen Gründen auch immer, sein Gleichgewicht nicht finden kann, übt in der Nähe einer Wand, damit er sich abstützen kann. Diese Empfehlung gilt auch für Personen mit sehr niedrigem oder instabilem Blutdruck.

Die Vorbereitung

1 Legen Sie sich auf den Rücken und richten Sie Nase, Kinn, Brustbein, Bauchnabel, Schambein und den Bereich zwischen Ihren Füßen in einer geraden Linie aus. Legen Sie dann eine Fußsohle an die Innenseite des

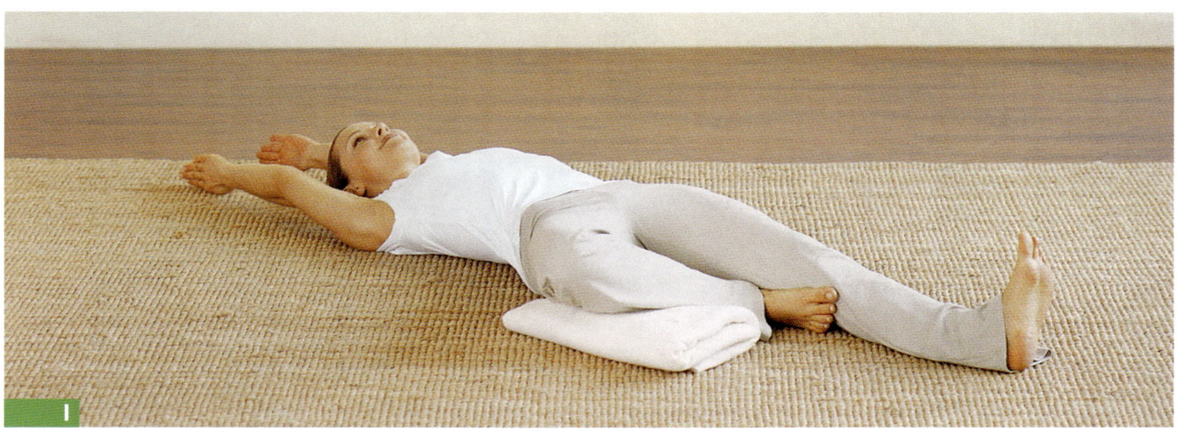

1

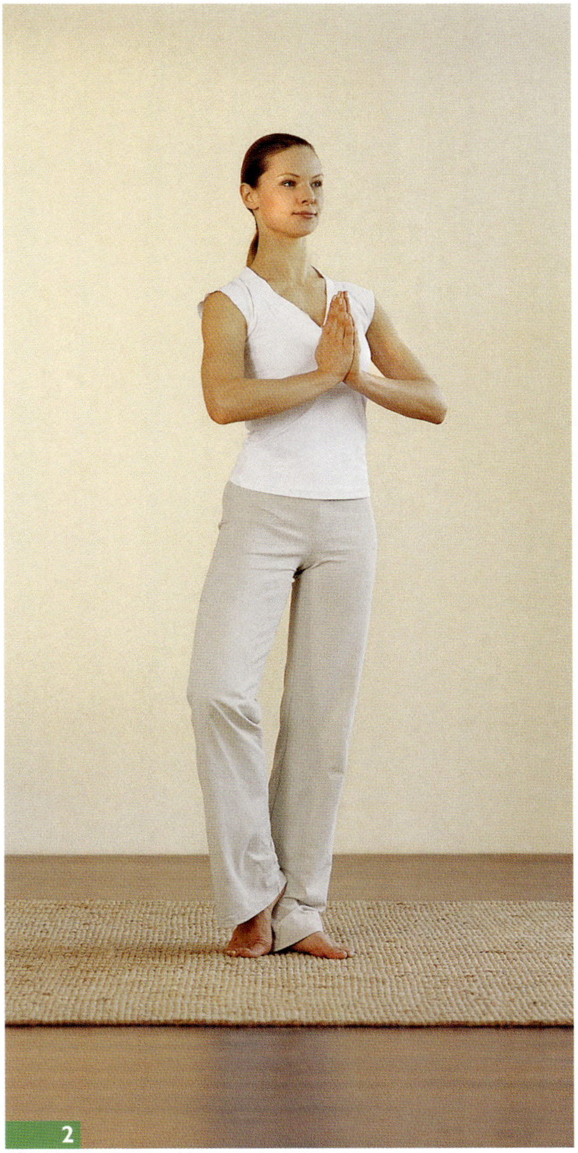

2

anderen gestreckten Beines. Das gebeugte Knie können Sie auf einer Decke ablegen, damit das Becken nicht auf die Seite kippt. Strecken Sie anschließend beide Arme nach hinten aus, die Handflächen zueinander. Dehnen Sie sich nun nach hinten lang aus, ohne ein extremes Hohlkreuz zu bilden. Spüren Sie auf beiden Seiten des Brustkorbes die Länge Ihrer Flanken. Spannen Sie zusätzlich das gestreckte Bein fest an und schieben Sie dessen Ferse weit von Ihnen weg. Atmen Sie einige Male ruhig und gleichmäßig. Üben Sie beide Seiten. Anschließend langsam aufstehen.

Die Haltung

2 Stehen Sie in Tadasana und verlagern Sie Ihr Gewicht auf das linke Bein, dessen Fußsohle fest mit der Erde verwurzelt ist. Heben Sie das rechte Bein angewinkelt etwas an und drehen Sie es im Hüftgelenk aus, jedoch nur so weit wie Sie das Becken stabil halten können, es sich also nicht mit nach hinten dreht. Stellen Sie dann die rechte Ferse an den Knöchel des Standbeins und die Zehen am Boden ab. Legen Sie die Handflächen auf Höhe des Brustbeines aufeinander, Schultern locker lassen, Ellbogen angehoben. Versuchen Sie die Länge des linken Beines zu erhalten, es wird Ihnen mehr Standfestigkeit ermöglichen. Atmen Sie in dieser Position gleichmäßig und ruhig. Der Blick ist geradeaus gerichtet. Anschließend bleiben Sie einige Atemzüge in einer etwas entspannteren Ausführung der Bergposition stehen, spüren nach und wiederholen Vrkshasana mit dem anderen Bein.

Gedankliche Ausrichtung

Aus der Fußsohle des am Boden stehenden Beines wachsen Ihnen lange Wurzeln. Das Standbein ist kräftig und stark und bildet den massiven Stamm des Baumes. Die Arme stellen die Äste Ihres Baumes dar. Sie ruhen, dienen jedoch auch dazu, Balance zu finden. Lernen Sie die Schwankungen präzise zu erspüren, um die passenden Ausgleichsbewegungen machen zu können. Machen Sie sich keine unnötigen Gedanken, wenn Ihr Baum einmal mehr schwankt als sonst. Die äußeren Bewegungen sind oft auch der Spiegel von inneren Bewegungen.

Variation

Wer lange übt und seine Balancefähigkeit verbessert hat, kann die Fußsohle höher bis an die Oberschenkelinnenseite des Standbeins anlegen. Pressen Sie die Fußsohle dann fest an das Standbein und gleichzeitig mit den Muskeln des Oberschenkels fest gegen die Fußsohle. Zusätzlich kann man die Arme nach oben zur Decke strecken und die Handflächen aneinander legen.

SO NICHT!

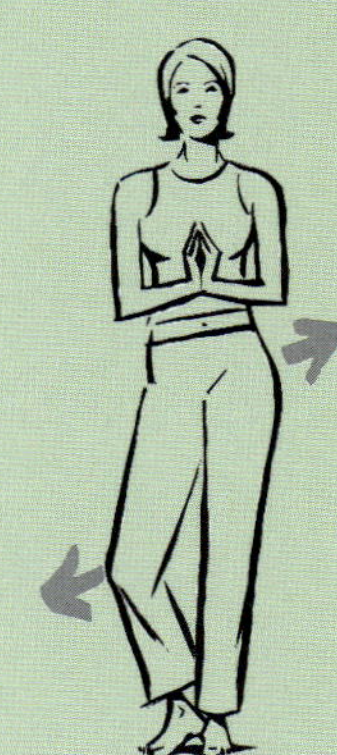

Da dem Standbein Spannung fehlt, kippt das Becken seitlich ab. Das andere Bein ist im Hüftgelenk zu wenig ausgedreht.

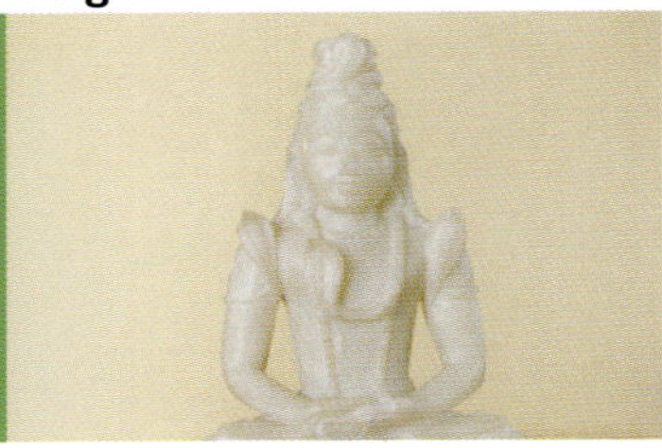

Gestrecktes Dreieck
Vorbereitung

Utthita Trikonasana

Die Zahl Drei und das Dreieck haben in den unterschiedlichsten Kulturen symbolische Bedeutung. Die Tatsache, dass ein Dreieck bezüglich der Statik die stabilste Basis bildet, wurde in etliche Kulturen auf die Mystik übertragen. So bilden beispielsweise Körper, Geist und Seele eine Einheit. Auch die Dreiheit Vater, Sohn und heiliger Geist im Christentum ist ein gutes Beispiel für die Kraft des Dreiecks.
Bei allen Dreieckshaltungen bilden der Rumpf und die Gliedmaßen unterschiedliche Dreiecke. Jedes für sich symbolisiert wiederum Kraft und Stärke. Die vorbereitenden Übungen sind für die komplexe Haltung des gestreckten Dreiecks von besonderer Wichtigkeit. Nehmen Sie sich die nötige Zeit.

Wirkung

Utthita Trikonasana kräftigt die Fußmuskeln und kann Fußschwächen ausgleichen. Bein- und Hüftmuskulatur werden gestärkt, schwache Kniegelenke gekräftigt, steife Hüftgelenke werden wieder mobiler. Die rückwärtigen, häufig stark verkürzten Beinpartien werden gedehnt. Durch die intensive Streckung des Rumpfes werden auch die jeweils seitlich liegenden Muskeln, Sehnen und Bänder der Wirbelsäule gestreckt, was eine höhere Beweglichkeit und Mobilität des Oberkörpers nach sich zieht. Gleichzeitig wird die gesamte Rücken- und Nackenmuskulatur beansprucht und intensiv gekräftigt, was in unserer heutigen sitzenden Gesellschaft besonders wichtig erscheint. Durch die befreiende Dehnung der verschiedenen Körperteile eignet sich die gestreckte Dreieckshaltung besonders bei Müdigkeit oder Engegefühlen. Sie verhilft zu mehr Selbstbewusstsein und Selbstvertrauen, was auch dazu führen kann, dass man Schwierigkeiten besser meistert.

Beachten Sie

Wer Probleme im unteren Rücken hat (Bandscheibenvorfall, Hexenschuss) muss besonders vorsichtig üben und auf eine absolut korrekte Ausrichtung des Beckens und des Rumpfes achten, wie in der Beschreibung angegeben. Bei akuten Entzündungen im Bauchraum und kurz nach Operationen sollten Sie ganz auf diese Haltung verzichten. Wer unter Schwindel leidet, übt rücklings an einer Wand angelehnt.

Die Vorbereitung

1 Setzen Sie sich auf den Boden, Knie öffnen, Fußsohlen aneinander. Drücken Sie die beiden Fersenanteile die am Boden aufliegen gegeneinander. Dies dehnt bereits etwas Ihre inneren Oberschenkel. In einer Linie mit dem Becken die rechte Hand auf den Boden abstützen, die linke Hand locker in den Nacken legen. Rumpf nach oben strecken und mit dem Ausatmen zur rechten Seite neigen. Eventuell den rechten Unterarm ablegen. Wirbelsäule lang halten, vor allem die linke Gesäßhälfte fest im Boden verankern. Einige Atemzüge halten und auf der linken Seite wiederholen.

2 Aufrecht sitzend das rechte Bein anwinkeln und die Fußsohle an das linke Knie legen. Linkes Bein fest durchstrecken, Fußspitze nach oben und Ferse wegschieben. Brustbein Richtung Decke anheben. Die rechte Hand hinter dem Rücken in den Boden stützen – dies hilft bei der Rumpfaufrichtung. Die linke Hand auf das rechte Knie legen – dies unterstützt die Drehung des Rumpfes. Jedes Ausatmen verstärkt sanft die Rotation und verlängert gleichzeitig das linke Bein. Einige Atemzüge halten, auf der anderen Seite wiederholen.

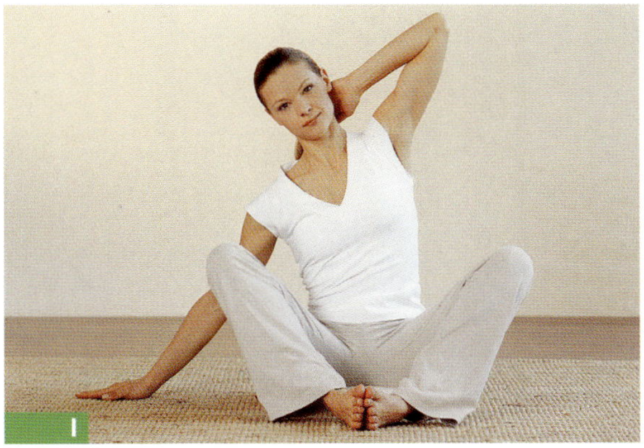

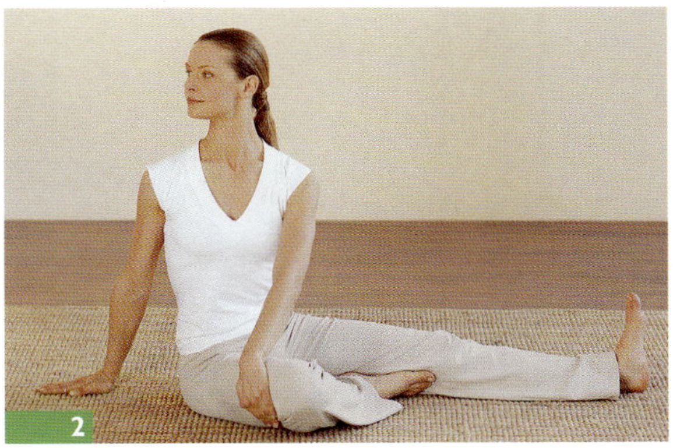

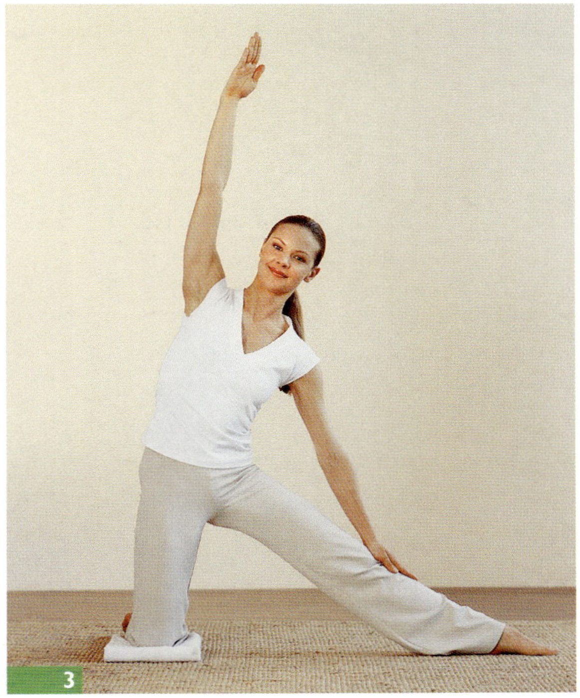

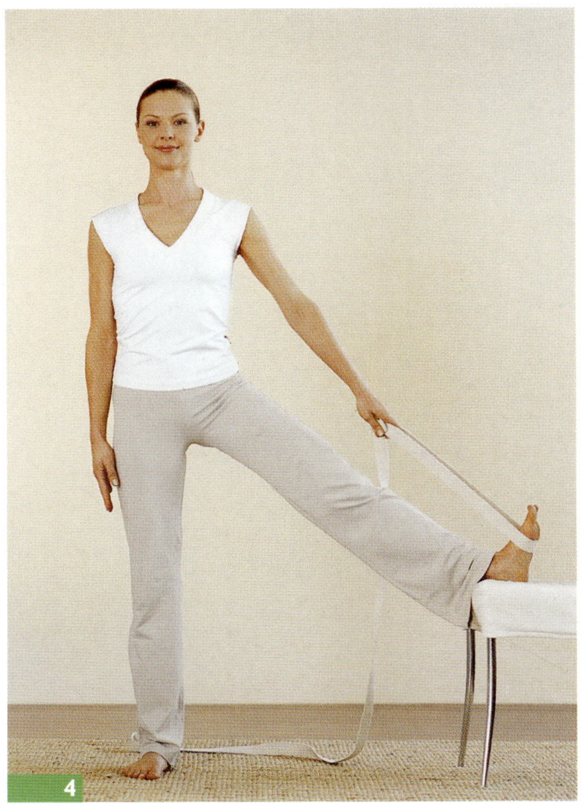

3 Aus dem Kniestand heraus strecken Sie das linke Bein zur Seite, die Fußspitze zeigt zur Seite. Linken Arm auf das linke Bein ablegen, rechten Arm weit nach oben strecken. Mit dem folgendem Einatmen Rumpf und gehobenen Arm verlängern. Ausatmen und zur linken Seite neigen. Ruhig atmen und einige Zeit halten, auf der anderen Seite wiederholen.

4 Stellen Sie sich etwa eine Beinlänge entfernt mit der rechten Seite zu einem Stuhl. Legen Sie die rechte Ferse auf die Stuhlkante und umschlingen Sie den Zehenballen mit einem Gurt. Die Zehen sind zur Decke gerichtet. Nun beide Beine bewusst durchstrecken und den Rumpf gerade halten. Sie spüren eine Dehnung in den Kniesehnen des rechten Beines. Wer bereits beweglicher ist, legt die Ferse höher, auf einen Tisch oder eine Fensterbank. Einige Atemzüge halten und auf der linken Seite durchführen.

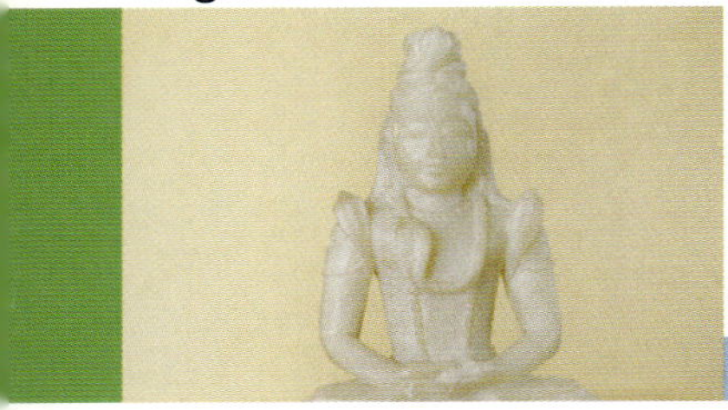

Gestrecktes Dreieck
Haltung

1 Aus der Bergposition gehen Sie in die Grätsche. Richten Sie die Füße parallel zueinander aus, dehnen Sie beide Fußsohlen in die Länge und in die Breite. Heben Sie den rechten Arme seitlich an, die Handfläche weist zum Boden. Den linken Handrücken legen Sie auf den unteren Teil des Rückens. Schulterblätter tief halten. Der Rumpf ist lang, Kopf gerade und Blick nach vorn.

2 Drehen Sie den rechten Fuß 90° nach außen und den linken Fuß ein wenig nach innen. Beide Beine werden lang, die Kniescheiben sind fest fixiert, die Fußsohlen mit der Erde verwurzelt. Drücken Sie die Außenkante des rechten Fußes stark in den Boden, sodass das rechte Bein im Hüftgelenk besser ausgedreht werden kann. Zehen im Boden verankern.

3 Mit dem nächsten Ausatmen neigen Sie den Rumpf seitlich über das rechte Bein. Strecken Sie das Brustbein heraus und drehen Sie es nach oben, verlängern Sie den Nacken und blicken Sie links diagonal zur Decke. Aktivieren Sie hierfür bewusst die Drehmuskeln des Halses. Wenn der Nacken stark verspannt ist, halten Sie den Blick geradeaus.
Versuchen Sie den Rumpf überwiegend mit den Muskeln des Unterleibs zu halten und zu fixieren. Neigen Sie den Rumpf nur so tief, dass er nicht nach vorne ausweicht. Er muss genau über dem rechten Bein ausgerichtet bleiben. Verweilen Sie in dieser Position einige fließende und ruhige Atemzüge, jedoch nur so lange, wie Sie Ihnen keine Beschwerden verursacht. Lösen Sie die Position auf, indem Sie mit dem Einatmen und dem bewussten Akti-

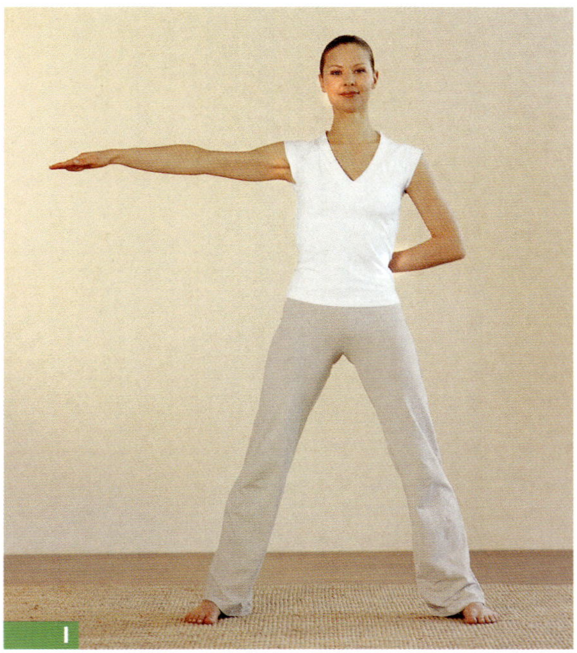

1

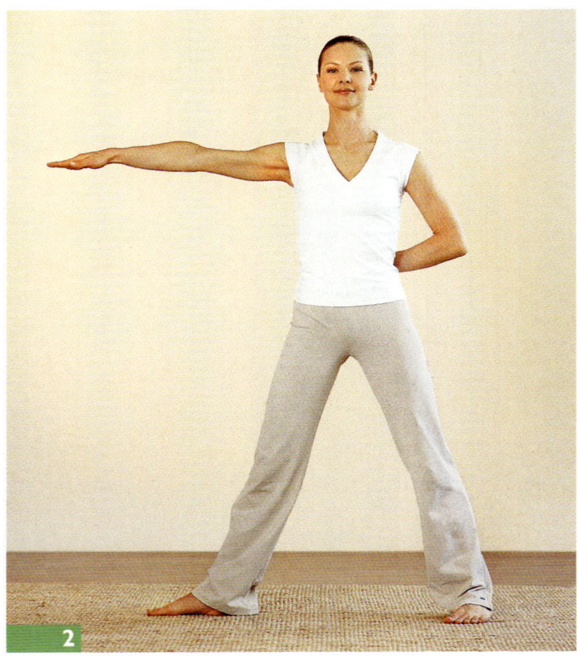

2

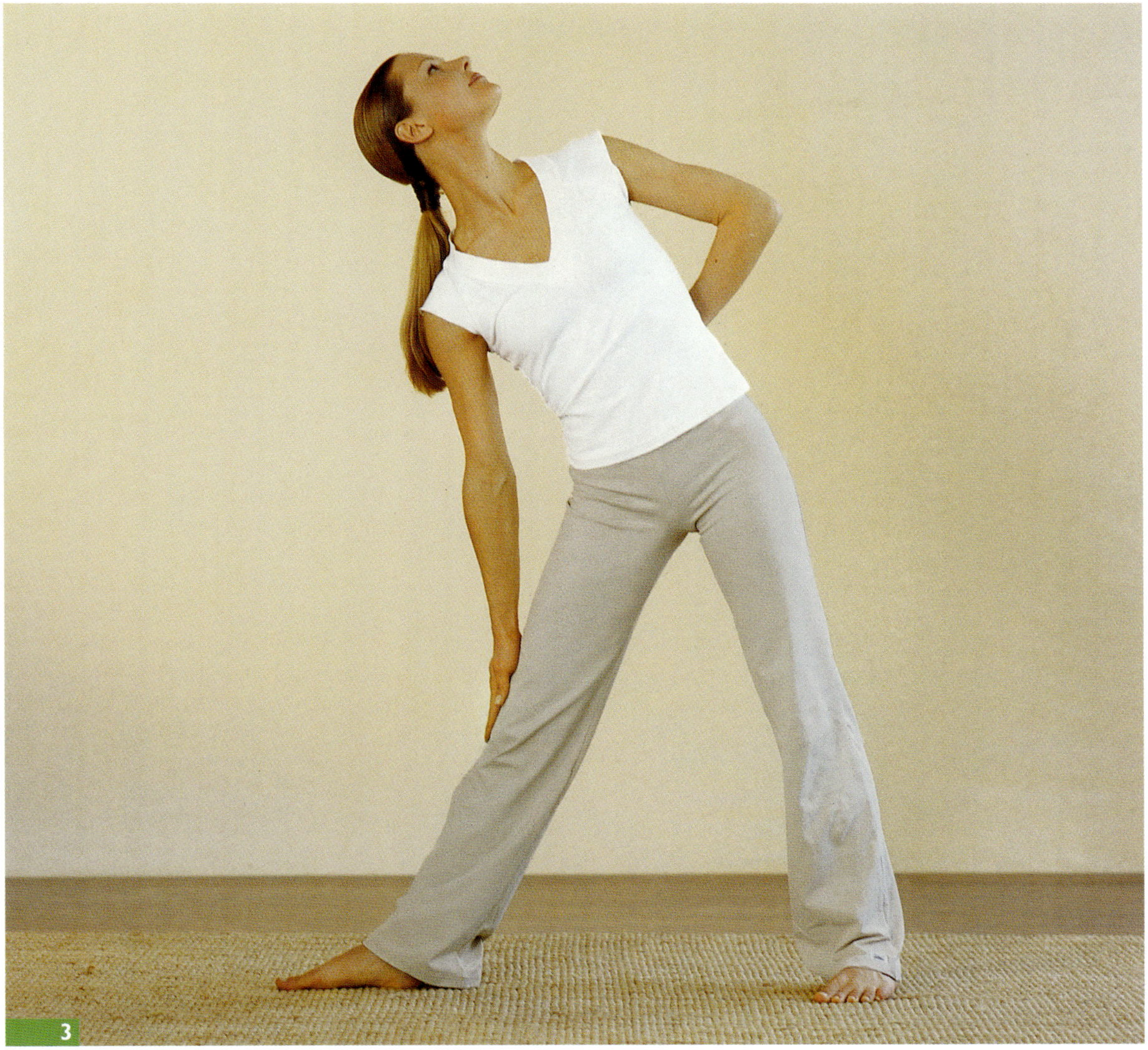
3

SO NICHT!

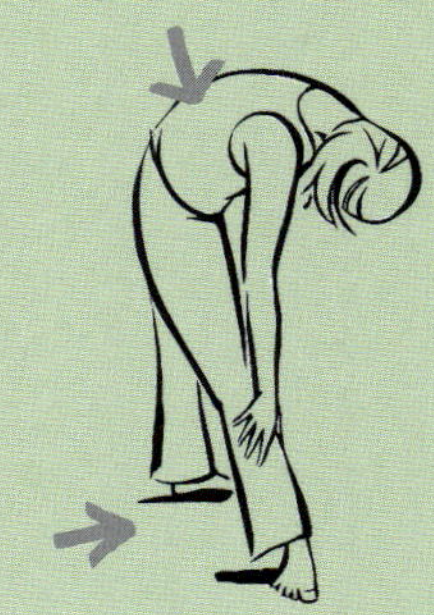

Der Rumpf kippt nach vorne, der Rücken wird dabei rund. Die Füße stehen nicht korrekt auf einer Linie, der gesamte Körper gerät aus dem Gleichgewicht.

vieren der Beckenbodenmuskeln Ihren Rumpf aufrichten, die Füße wieder schließen. Spüren Sie kurz nach und üben Sie anschließend die andere Seite.

Gedankliche Ausrichtung

Jedes Einatmen verlängert Ihre Wirbelsäule, jedes Ausatmen wird Ihren Rumpf einige Millimeter tiefer bewegen. Holen Sie sich die nötige Energie über eine fließende und gleichmäßige Atmung. Lassen Sie den Brustkorb weit werden – mit dieser Weite öffnet sich auch Ihr Herz der Welt. Die Wirbelsäule dreht sich über die gesamte Länge Wirbel für Wirbel – stellen Sie sich ein Handtuch vor, das Sie auswringen.

Variation

Wenn sich im Laufe der Zeit Ihre Beweglichkeit verbessert, können Sie den Rumpf seitlich tiefer neigen. Der stützende Arm wandert hierbei das Schienbein entlang nach unten bis zum Fuß. Der freie Arm kann zusätzlich lang nach oben zur Decke gestreckt werden. Achten Sie auf jeden Fall darauf, dass der Rumpf nach oben ausgedreht bleibt und nicht nach vorne abfällt.

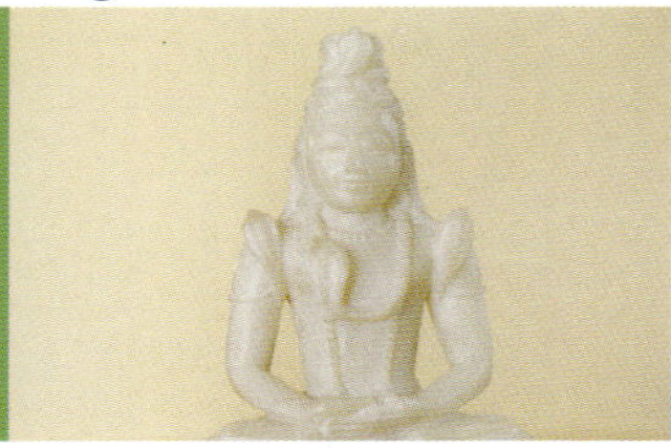

Der Krieger I
Vorbereitung

Virabhadrasana I

In den Schriften rund um den Yoga wird Virabhadra als ein mächtiger Held beschrieben, den Shiva (der eigentliche Yoga-Gott) erschuf, indem er ein Haar aus seiner eigenen Lockenpracht riss und zu Boden warf. Virabhadrasana wird auch oft als »stehender Held« übersetzt. Wir kennen drei Haltungen des Kriegers, von denen wir Ihnen zwei vorstellen möchten, Virabhadrasana I und II. Alle Kriegerhaltungen machen insbesondere die Ausdehnung des Körpers im Raum erfahrbar. Als Held macht man sich auf die Reise, sein wahres Wesen zu erkunden. Man trifft auf Widersacher, doch der Held gibt niemals auf, er kämpft.

Wirkung

Die Kriegerhaltung kräftigt in besonderem Maße die Fuß- und Beinmuskulatur. Die häufig verkürzten Hüftbeugemuskeln werden gedehnt. Der Rumpf wird stark, der Brustraum erweitert, das Atemvolumen verbessert. Virabhadrasana ist bei Rundrücken besonders empfehlenswert, da die Streckung des Oberkörpers in Verbindung mit dem Strecken der Arme die Rückenmuskeln auch im oberen Bereich trainiert. Bei steifen Schultern kann diese Haltung Linderung verschaffen. Auf geistiger Ebene erhöht die Haltung Ihre Frische und Klarheit. Der Krieger vermittelt ein enormes Gefühl von Standhaftigkeit und Durchsetzungsvermögen. Er hilft angestaute Energien abzubauen und schenkt innere Erleichterung.

Beachten Sie

Menschen mit Herzbeschwerden sollten auf die Endposition verzichten und nur die Vorübungen (insbesondere Übung 4) durchführen. Auch bei labilem Kreislauf und hohem Blutdruck ist Vorsicht geboten und Übung 4 vorteilhafter als die Endposition (Seite 51). Wer unter Knieproblemen leidet, muss besonders auf die geradlinige Ausrichtung des vorderen Knies achten (Beschreibung bei »Haltung«). Wie stark das vordere Bein gebeugt wird, muss individuell entschieden werden. Bei Arthrose kann auch die dynamische Variante ausprobiert werden. Hierbei wird das vordere Bein im Wechsel leicht gebeugt und gestreckt. Verbinden Sie die Bewegung mit Ihrem Atemfluss.

Die Vorbereitung

1 Die Wirbelsäule bereiten wir am besten folgendermaßen vor: Gehen Sie in den Fersensitz und legen Sie gegebenenfalls eine gerollte Decke unter die Füße. Die Hände stützen Sie hinten auf, wobei eine Erhöhung die Position der Arme erleichtern kann. Mit dem Einatmen ziehen Sie das Brustbein nach oben zur Decke, sodass die gesamte Wirbelsäule eine leichte bis mittlere Rückbeuge erfährt. Mit dem Ausatmen zurück in die

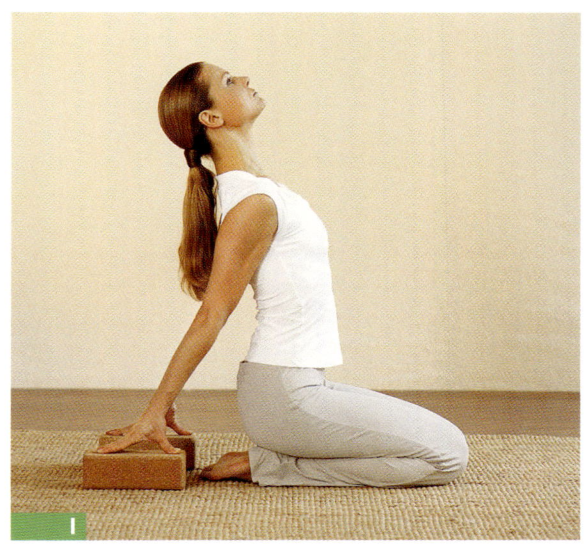

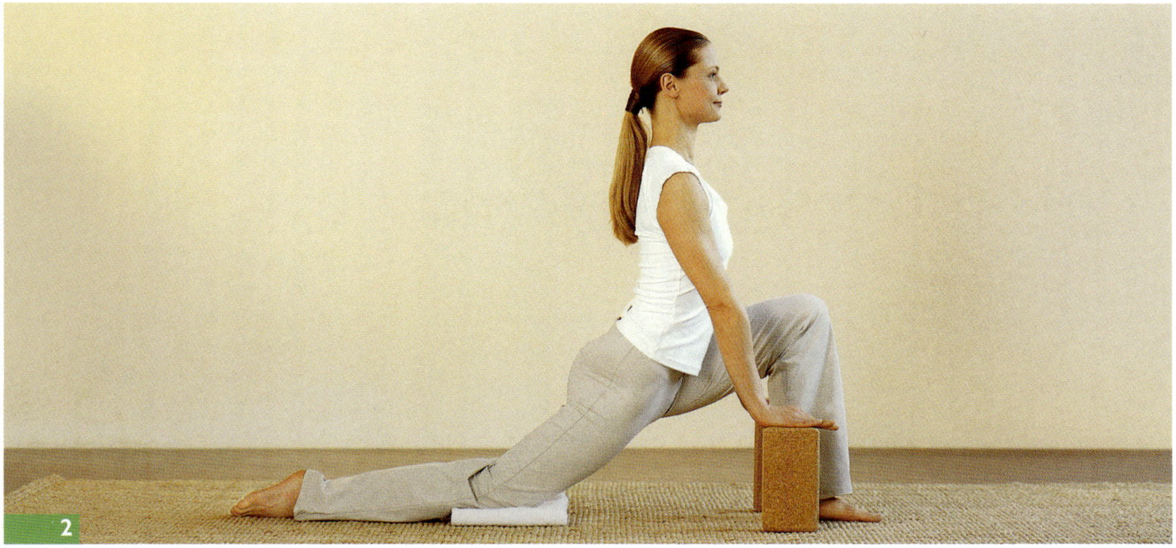

2

Startposition. Mit jedem Einatmen wird Ihre Wirbelsäule flexibler und weicher. Mehrmals wiederholen.

2 Machen Sie einen weiten Ausfallschritt, das hintere Knie am Boden bzw. auf einer Decke abgelegt. Hände auf einer Erhöhung abgestützt. Lassen Sie nun das Becken tief nach vorne/unten gleiten, bis Sie eine Dehnung in der Leistengegend spüren. Schulterblätter nach unten ziehen und Brustbein anheben, Rücken und Nacken sollen an Länge gewinnen. Das Becken tief »fallen lassen«. Halten Sie den Blick geradeaus. Einige Atemzüge verweilen und anschließend die andere Seite durchführen.

3 Mit dieser Vorübung gewinnen wir das Gefühl von Rumpflänge. Die Flanken dehnen sich ausgiebig, die Wirbelsäule richtet sich auf und streckt sich, die Schultergelenke werden mobil. Stellen Sie sich rücklings an eine Wand. Füße parallel und leicht geöffnet. Verankern Sie die Fußsohlen fest mit dem Boden, spannen Sie Beine und Gesäßmuskeln fest an, strecken Sie beide Arme in den Himmel. Fersen, Gesäß, Schulterblätter und Hinterkopf berühren die Wand. Versuchen Sie nun auch die Schultern und die Daumen anzulegen. Halten Sie einige ruhige Atemzüge.

4 Diese Übung dient zur Sensibilisierung der Bein- und Beckenmuskeln sowie zur Einübung der achtsamen Ausrichtung aller beteiligten Gelenke. Linke Gesäßhälfte und Oberschenkel auf einen Stuhl, Bein angewinkelt, Knie genau über der Ferse, Fuß vollflächig am Boden aufstellen. Rechtes Bein nach hinten fest durchstecken, Fußballen aufstellen, dann das Bein nach hinten über die Ferse verlängern. Hände an die Hüfte, Schultern tief, Brustbein heben, die Front des Rumpfes nach vorn ausrichten. Wirbelsäule lang. Nach einigen Atemzügen die Seite wechseln.

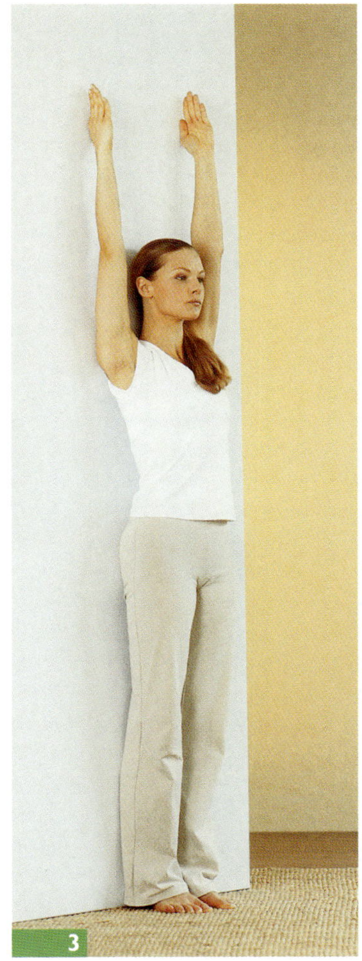

3

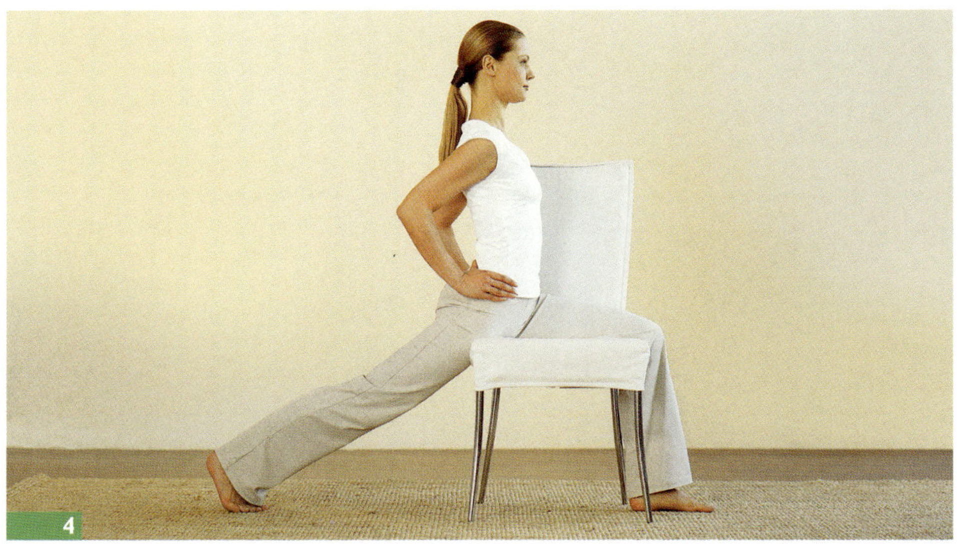

4

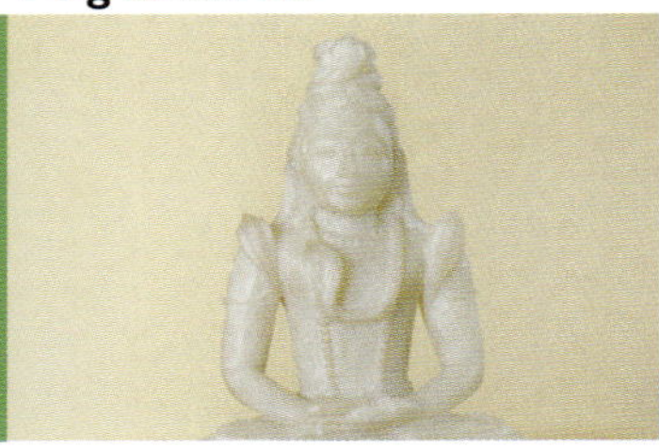

Der Krieger I
Haltung

1 Ausgehend von der Bergposition (Seite 41), nehmen Sie die Hände in die Hüfte und führen mit dem rechten Bein einen weiten Ausfallschritt nach hinten durch. Ziehen Sie die Ellbogen etwas zurück, Schultern tief, Brustbein zur Decke. Brustkorb und Becken sind gerade nach vorn ausgerichtet. Der Nacken ist lang und der Blick schweift wachsam in die Ferne. Achten Sie darauf, dass der vordere Fuß vollflächig aufgesetzt wird. Lassen Sie sich Zeit und finden Sie hier Ihre Stabilität, bevor Sie den nächsten Schritt durchführen.

2 Mit dem Ausatmen beugen Sie das vordere Knie ohne die aufgerichtete Position des Rumpfes zu verlieren. Hierbei soll das linke Knie genau über der gleichseitigen Ferse platziert werden. Das Knie darf nicht über den Fuß geschoben werden und auch nicht nach innen auf die rechte Seite abfallen. Den vorderen Fuß bewusst im Boden verankern. Das hintere rechte Bein bleibt fest gestreckt und lang gedehnt.

3 Atmen Sie ein und heben Sie beide Arme in einer gleichmäßigen Bewegung nach oben, die Handflächen sind zueinander gerichtet. Versuchen Sie die Oberarme neben die Ohren zu bringen und dort zu halten. Rumpf und Nacken bleiben lang, der Blick geradeaus, die Schulterblätter ziehen nach hinten/unten. Arbeiten Sie an der Verlängerung der gesamten Wirbelsäule. Aktivieren Sie Ihre Beckenbodenmuskulatur um den Lendenbereich etwas zu entlasten. Halten Sie Spannung im hinteren Bein und lassen Sie dessen Ferse nicht seitlich abkippen. Das vordere Knie stabilisieren.
Das Nach-oben-Dehnen der Arme beginnt bereits an der Seite der Rippen und hebt den Brustkorb an. Im weiteren Sinne läuft die Körperspannung von der hinteren Ferse an der gesamten Rückseite bis zu den Fingerspitzen entlang.

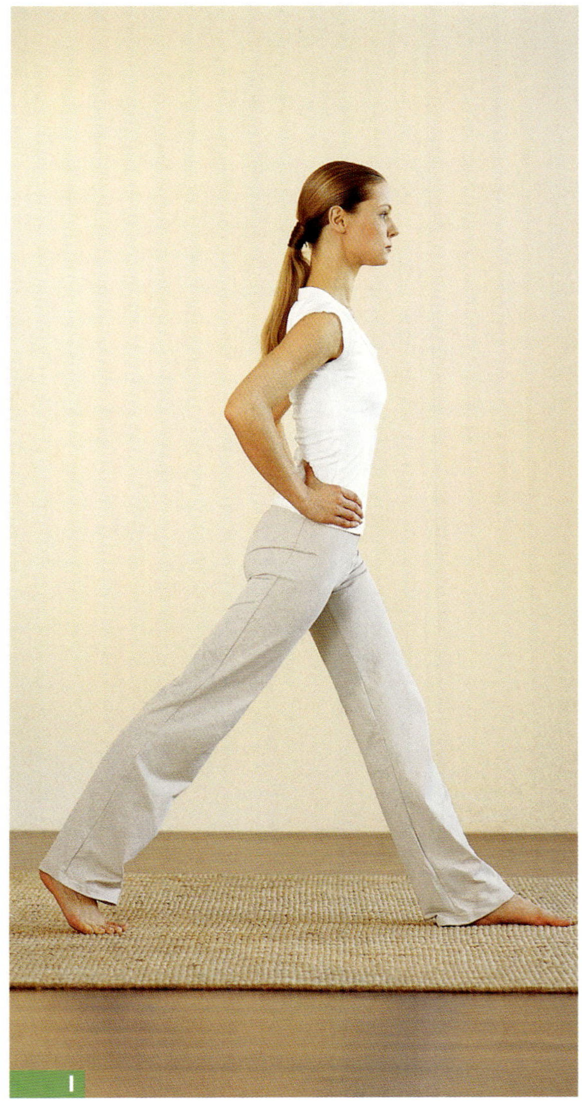

1

Gedankliche Ausrichtung

Erleben Sie mit jedem Einatmen die Entfaltung des vorderen Brustraumes. Spüren Sie die Energie die Sie aufrecht hält und nach oben zieht. Gleichzeitig bleiben Sie erdhaft verbunden und nehmen kraftvollen Kontakt mit dem Boden auf. Auch wenn die Kriegerstellung eine sehr kraftvolle energiereiche Haltung ist, bleiben Sie entspannt und locker. Verkrampfen Sie nicht im Gesicht, halten Sie die Stirn glatt und beißen Sie nicht auf die Zähne. Schenken Sie sich ein inneres Lächeln.

Variation

Virabhadrasana I kann man in vielerlei Hinsicht individuell modifizieren. Üben Sie intensiver, indem Sie Ihren Ausfallschritt vergrößern, das vordere Bein so weit beugen, bis im Kniegelenk ein 90°-Winkel entsteht und der Oberschenkel parallel zum Boden ausgerichtet ist. Wenn Sie gelernt haben in dieser Haltung den Nacken locker zu halten, können Sie den Kopf leicht nach hinten nehmen und zu den Händen nach oben blicken. Bei Rückenproblemen die Arme nicht nach oben strecken. Bei Schmerzen den gestreckten Rumpf leicht nach vorne neigen.

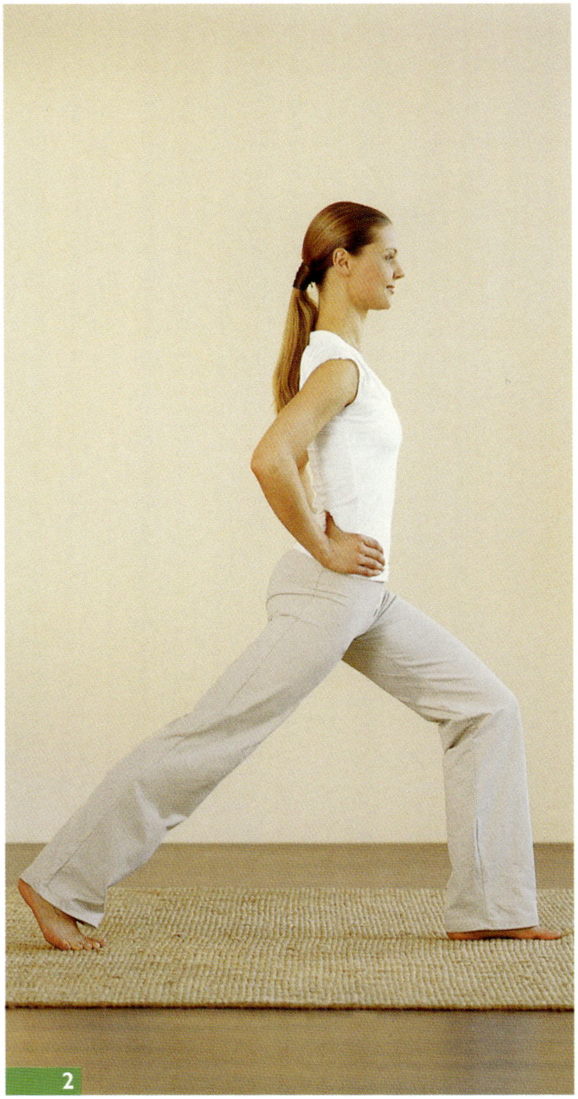
2

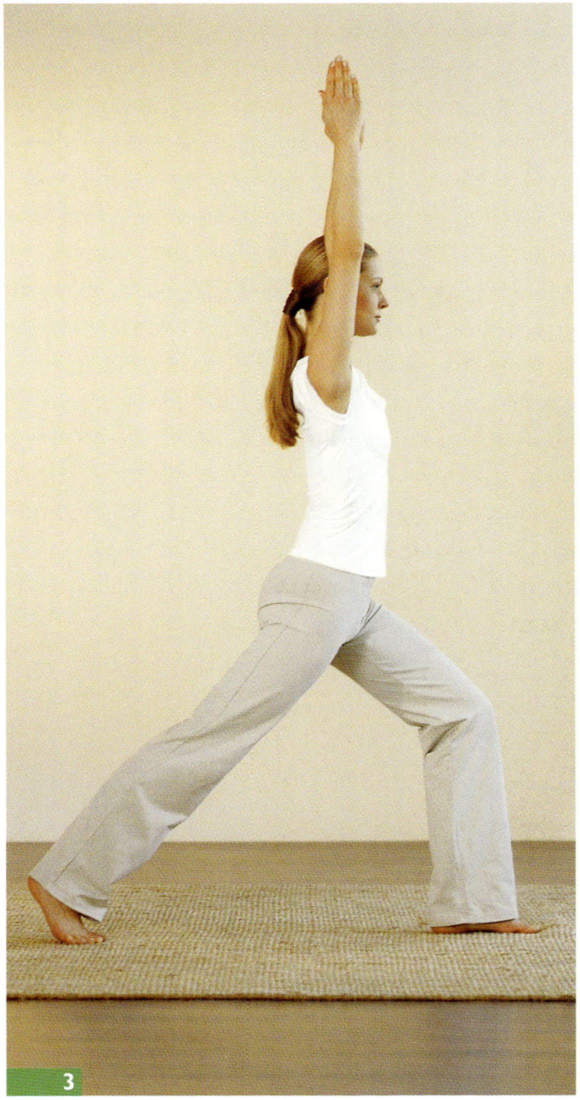
3

SO NICHT!

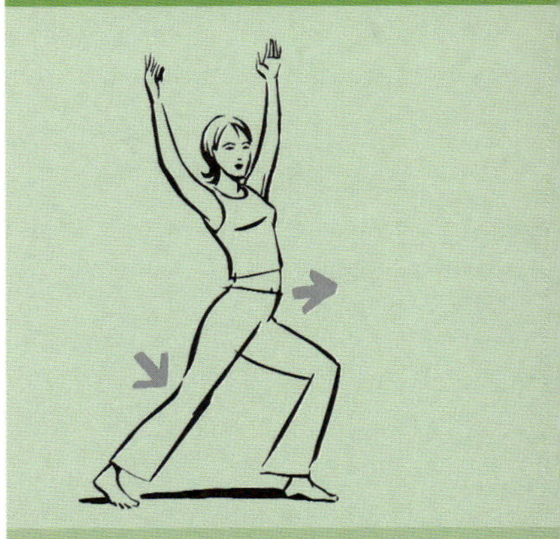

Das Becken wird zu weit nach vorne geschoben, der Oberkörper fällt nach hinten und staucht die Lendenwirbel. Zu wenig Spannung im hinteren Bein.

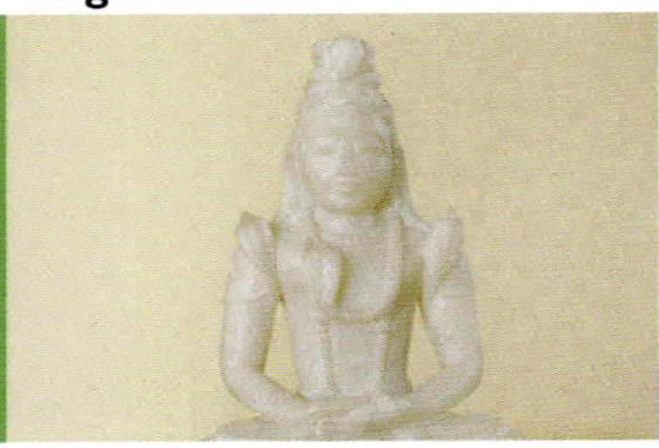

Der Krieger II
Vorbereitung

Virabhadrasana II

In der zweiten Kriegerhaltung sind die Arme in der Endposition zu den Seiten hin ausgebreitet, der Brustkorb und das Becken werden weit und raumschaffend. Viele Lehrer bezeichnen Virabhadrasana II deshalb auch als »geöffnete Heldenstellung«. In frühen Zeiten galten Krieger als besondere Beschützer und Hüter des Landes. Sie unternahmen als Einzelgänger oft lange Reisen und suchten nach etwas, was für die Welt und die Gesellschaft wichtig war. Dabei mussten sie sehr geschickt und klug vorgehen. Die heldenhafte und »männliche« Energie in uns hat die Aufgabe Neues zu finden, der Essenz des Lebens auf die Spur zu kommen. Helden sind fähig vieles hinter sich zu lassen und sich Neuem zu öffnen. Sie sind fähig sich mit dem ganzen Herzen einer Sache hinzugeben.

Wirkung

Der Krieger II kräftigt Bein-, Arm- und Rückenmuskeln, ebenso die Muskeln entlang der Wirbelsäule (Rückenstrecker), welche für eine ausgewogene Haltung im Alltag erforderlich sind. Die Mobilität der Hüft- und Schultergelenke wird vergrößert. Durch die Weitung des Brustkorbes erhält der Atem mehr Raum bzw. Volumen, die Vitalfunktionen werden positiv angeregt. Wie jede Standhaltung stärkt auch diese Selbstbewusstsein und Willenskraft. Kriegerstellungen erhöhen auch die Disziplin sich selbst bzw. seinem Tun gegenüber. Man findet seine Mitte und lernt, sich zu zentrieren.

Beachten Sie

Wenn Sie unter Schwäche in den Beingelenken und -muskeln leiden oder wenn verkürzte Muskeln, Sehnen und Bänder die Endposition behindern, üben Sie verstärkt die Vorbereitungen. Im Laufe der Zeit und bei regelmäßiger Praxis wird sich Ihr Körper anpassen und zu mehr fähig werden. Vorsicht ist geboten bei akuten Ischias- oder Rückenbeschwerden. Üben Sie nicht bei Herzbeschwerden, hohem Blutdruck, Sodbrennen oder Durchfall. Wem es schwer fällt seine Balance zu finden oder wer grundsätzlich unter Gleichgewichtsproblemen leidet, übt mit dem Rücken an eine Wand angelehnt.

Die Vorbereitung

1 Folgende Übung öffnet Ihre Leisten. Aus dem Fersensitz (Seite 29) heraus öffnen Sie die Knie weit nach außen. Unterschenkel auf dem Boden lassen, Becken heben und nach vorn lehnen. Die Hände stützen vorne Ihr Körpergewicht. Fußsohlen aneinander, Becken nach vorne/unten schieben und eventuell mit den Händen weiter nach vorn wandern, um die Leistendehnung zu intensivieren. Schultern zurückziehen, Brustbein heben, Nacken lang. Einige Atemzüge halten.

2 Der Stocksitz bringt die gewollte Beinstreckung ins Bewusstsein und trägt zur Aufrichtung des Rumpfes bei. Im Langsitz strecken Sie die Beine vollkommen aus, schieben die Fersen bewusst weg, stützen sich mit den Händen seitlich am Becken und richten den Rumpf von der unteren Wirbelsäule heraus vollständig auf. Schultern nach unten und zurück, Brustbein heben und den Hinterkopf als Verlängerung der Wirbelsäule spüren. Einige fließende Atemzüge verweilen.

3 Die dritte vorbereitende Übung verbessert die Hüftgelenksbeweglichkeit, erhöht das Gefühl für

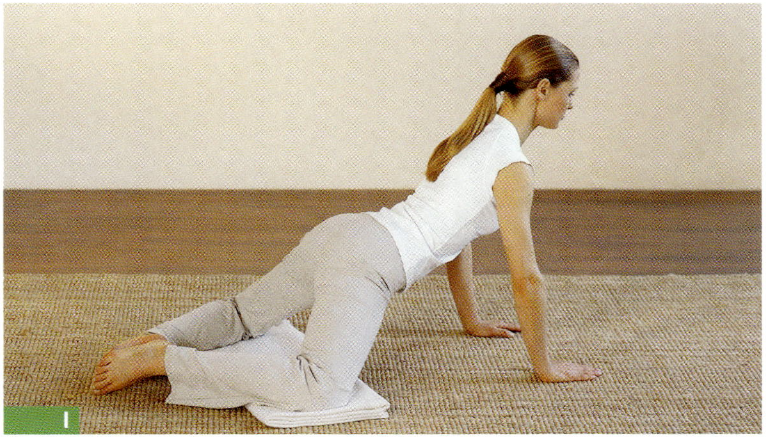

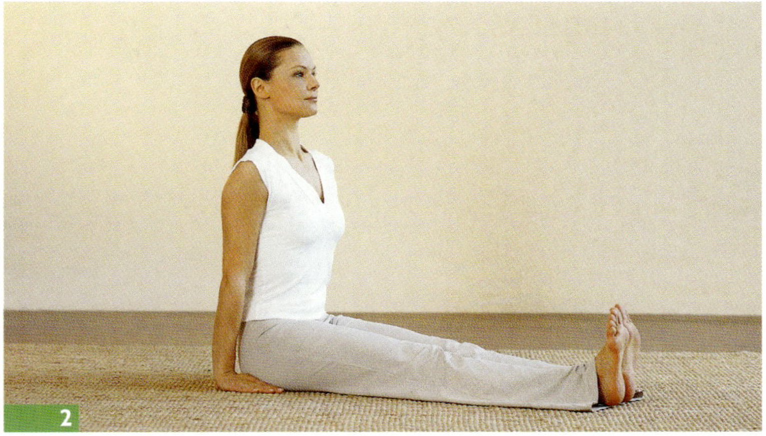

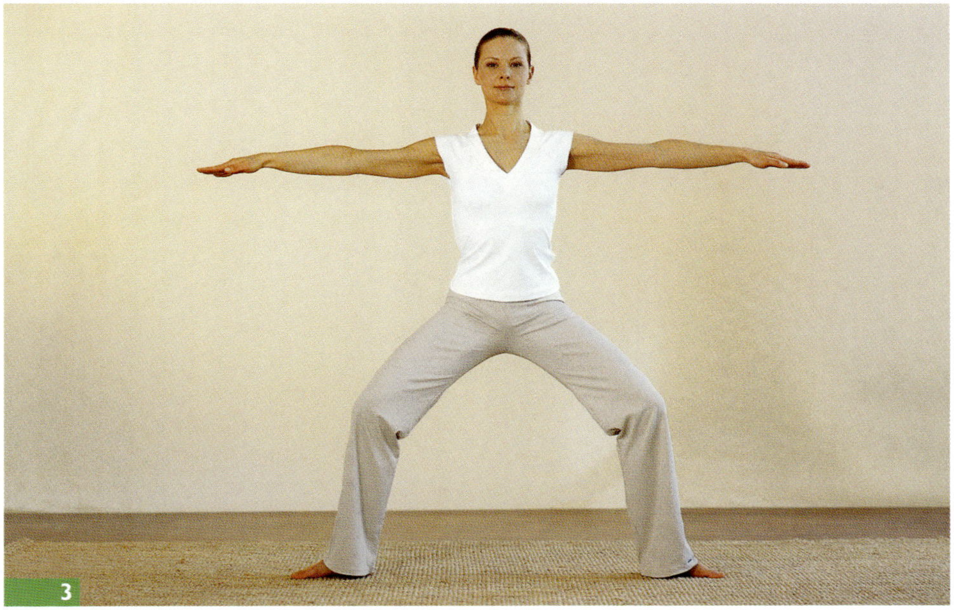

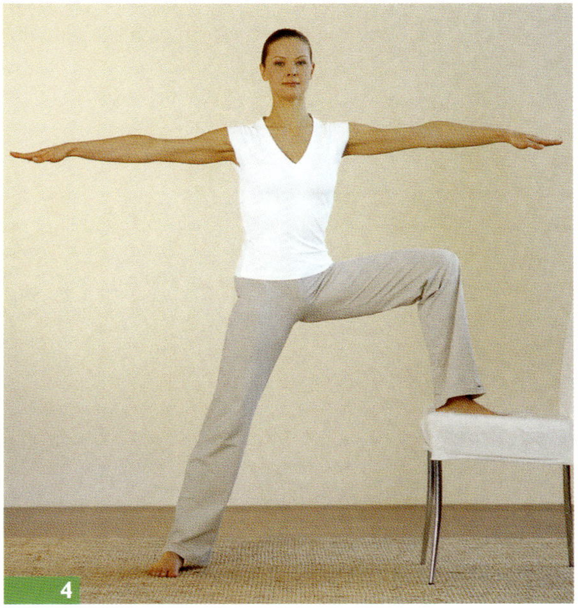

»offene« Leisten und streckt den Rumpf. In einer weiten Grätsche zeigen die Zehenspitzen deutlich nach außen. Heben Sie die Arme seitlich an und versuchen Sie den Abstand von der linken zur rechten Hand möglichst weit zu gestalten. Schultern tief, Brustbein heben. Anschließend Beine tief beugen, die Außenkanten der Fußsohlen belasten, Knie in einer Linie mit den Füßen halten. Damit ein starkes Hohlkreuz vermieden wird, lassen Sie das Steißbein bewusst nach unten gleiten. Nach einigen Atemzügen lösen Sie die Position auf und spüren einen Moment nach.

4 Diese Übung kann für viele schon die vollkommene Kriegerstellung II darstellen. Stellen Sie einen Stuhl an die Wand. Im Ausfallschritt platzieren Sie den linken Fuß auf die Sitzfläche. Dieses Bein ist rechtwinklig gebeugt, im Hüftgelenk ausgedreht und die Fußspitze zeigt zur Wand. Das rechte Standbein ist angespannt, dessen Fuß steht im rechten Winkel zum linken, die Fußsohle fest im Boden verankert. Rumpf und Arme nehmen die gleiche Position ein wie bei Vorübung 3. Die ganze Wirbelsäule soll an Länge gewinnen, der Nacken ist aber entspannt. Mit einer breiteren Grätsche üben Sie intensiver.

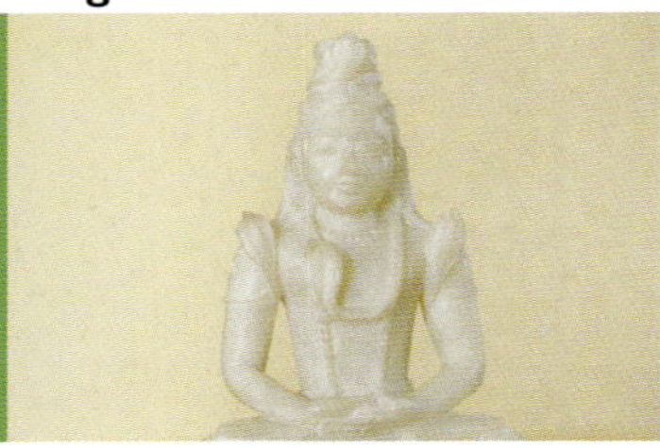

Der Krieger II
Haltung

1 Von Tadasana ausgehend, die Beine etwa eine Beinlänge breit grätschen und die Arme seitlich heben. Die Hände sind auf Schulterhöhe, die Handflächen zeigen nach unten. Die Füße sind parallel zueinander. Bauen Sie bereits hier bewussten Kontakt mit dem Boden auf. Dies wird in der weiteren Durchführung sehr hilfreich sein.

2 Im nächsten Schritt drehen Sie den rechten Fuß etwa 20° nach innen, anschließend Ferse und Außenkante fest am Boden halten. Dann den linken Fuß auf der Ferse 90° nach außen drehen. Becken-, Rumpf- und Armposition haben sich bisher nicht verändert. Halten Sie diese Bereiche stabil.

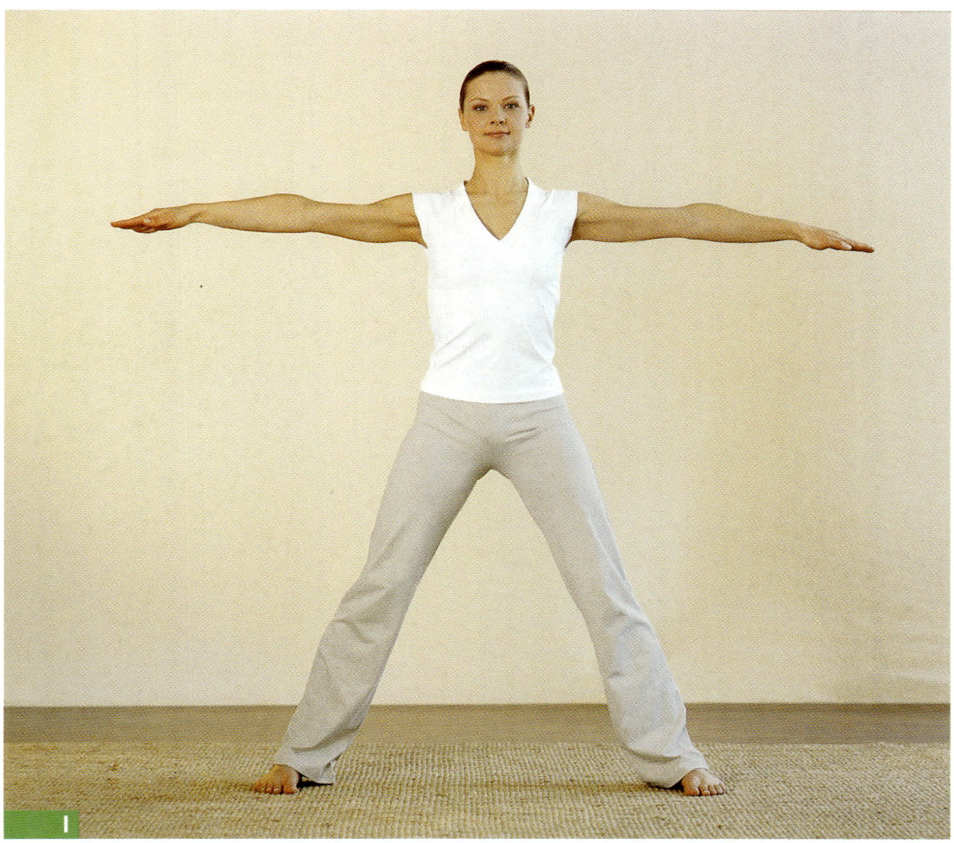

1

3 Halten Sie die Kraft im rechten Bein, die Kniescheibe ist nach oben gezogen. Mit dieser Energie beugen Sie das linke Bein und drehen den Kopf nach links. Drücken Sie den rechten Fuß vollflächig in den Boden, verankern Sie die linke Fußsohle fest mit der Erde, das linke Knie genau über der Ferse halten. Dehnen Sie die Flanken des Rumpfes nach oben, ohne die Schultern zu den Ohren zu ziehen. Aktivieren Sie die Muskeln des Beckenbodens. Während Sie den Kopf nach links drehen und über die linke Hand weit in den Horizont blicken, bleibt der Nacken lang und das Kinn etwas eingezogen.
Bei gleichmäßig fließender Atmung verweilen Sie, solange Sie sich gut fühlen. Anschließend lösen Sie die Haltung auf, bleiben zum Nachspüren einen Moment in Tadasana stehen und wiederholen den Krieger II auf die andere Seite. Achten Sie auf Ihr Timing, beide Seiten sollten gleich lang geübt werden. Zur Entspannung danach können Sie die Haltung Balasana (Seite 37) einnehmen.

Gedankliche Ausrichtung

Spannen Sie mit den Armen einen langen Bogen von der linken bis zur rechten Hand. Jedes Ausatmen spannt den Bogen weiter, verlängert die Armachse. Fühlen Sie das hintere Bein als Bein des Widerstandes, als den Teil, der die Erdung gibt. Zentrieren Sie sich und Ihre Gedanken, fühlen Sie den Augenblick. Stellen Sie sich den vorderen Arm als die Zukunft vor, den hinteren als die Vergangenheit. Sie stehen mit dem Rumpf, als Ihr Zentrum, genau in der Mitte – in der Gegenwart. Bleiben Sie wachsam und aufmerksam.

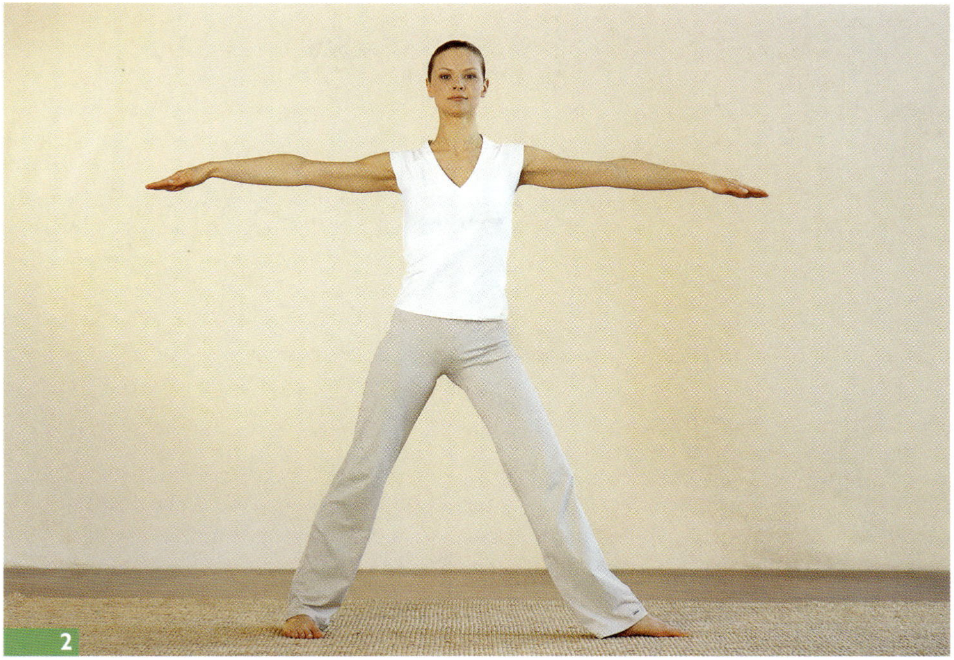
2

Variation

Werden mit der Zeit des kontinuierlichen Übens Ihre Beinmuskeln kräftiger und ausdauernder und erhöht sich die Flexibilität der Hüftgelenke, können Sie das vordere Bein Schritt für Schritt mehr beugen. Die Grätsche bzw. der Ausfallschritt, den Sie bei dieser Haltung eingenommen haben, muss dabei automatisch weiter werden, damit das vordere Knie nicht über den Fuß geschoben wird. Ebenso sinkt das Becken hierbei weiter Richtung Boden. Wichtig ist, dass der Rumpf seine Ausrichtung nicht verliert. Die maximale Beinbeugung ist erreicht, wenn der Oberschenkel parallel zum Boden, bzw. das vordere Kniegelenk im exakten 90°-Winkel steht.

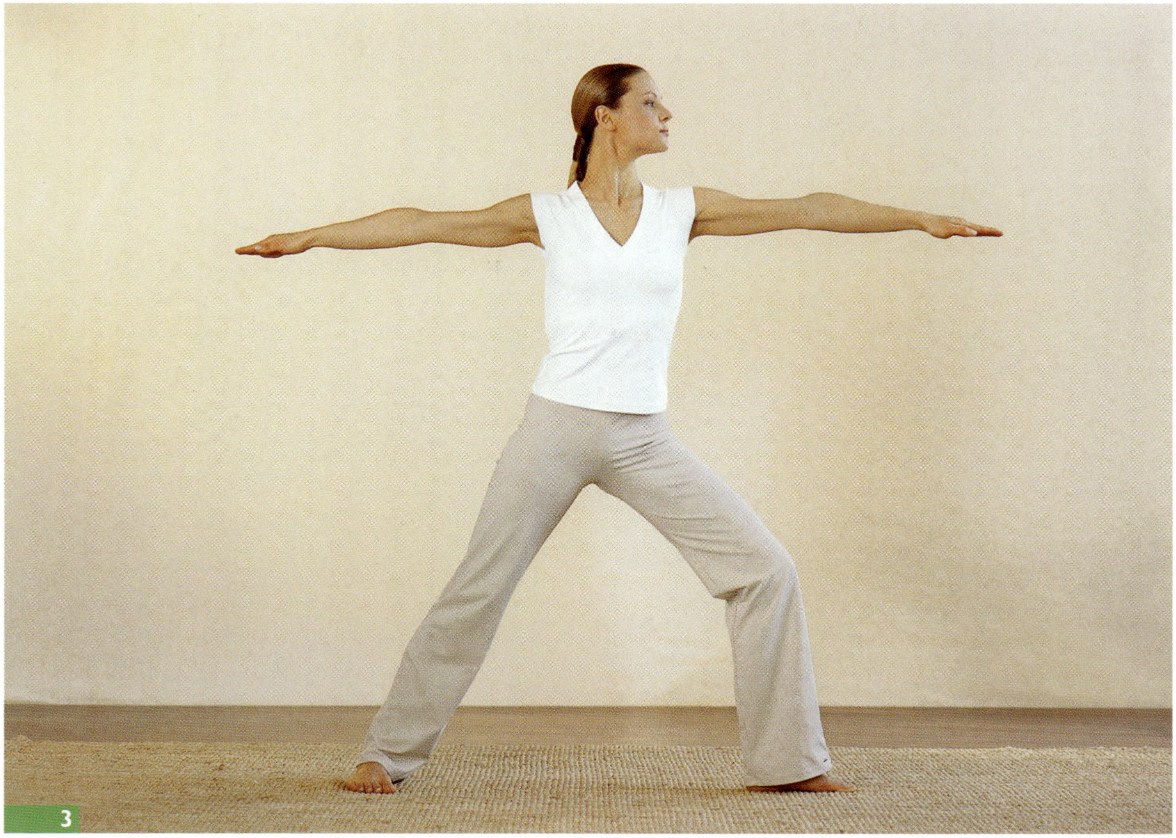
3

SO NICHT!

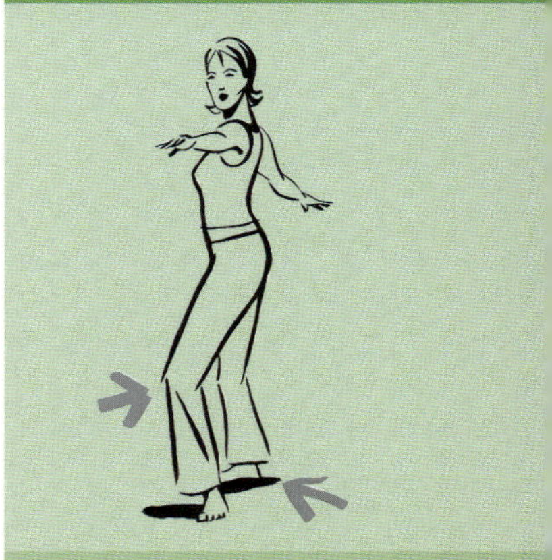

Das linke Knie fällt nach innen und wird dadurch ungünstig belastet. Die Füße stehen nicht auf einer Linie.

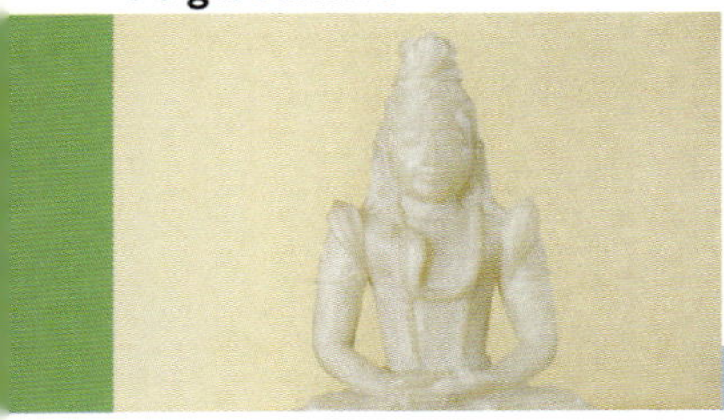

Nach unten blickender Hund
Vorbereitung

Adho Mukha Svanasana

Viele Namen der Haltungen im Yoga entstammen wie dieser dem Tierreich. Einerseits weil nicht selten eine bestimmte Tierbewegung imitiert wird bzw. eine bestimmte Übung einer solchen ähnelt; andererseits versuchen die Haltungen geistige Eigenschaften bestimmter Tiere, wie z. B. Weisheit, Klugheit oder Überlegtheit auszudrücken bzw. helfen uns, diese Eigenschaften in uns aufzunehmen, während wir eine Stellung halten. Adho Mukha Svanasana ähnelt der Körperhaltung eines Hundes, der sich von den Pfoten bis zur Schwanzspitze genüsslich dehnt. Genießen auch Sie eine ausgiebige, Energie spendende und zugleich außergewöhnliche Kombination von Dehnung und Kräftigung, bevor Sie sich – wie ein zufriedener Hund – auf Ihren Weg machen. Die Übung ist besonders für Einsteiger geeignet, die für schwierige Umkehrhaltungen wie Hand- oder Kopfstand noch nicht bereit sind.

Wirkung

Da beim Hund der Kopf tiefer als das Herz liegt – die Stellung ist auch eine Art Umkehrhaltung –, steigert er die Durchblutung des Gehirns, beruhigt und erfrischt den Geist. Gleichzeitig wird der Kreislauf angeregt. Die Haltung kräftigt in besonderem Maße die Handgelenke und die Muskeln der Arme und Schultern. Der Brustkorb weitet sich, die Atemkapazität wird verbessert. Durch die intensive Streckung des Rückens wird die Lendenwirbelsäule entstaucht und entlastet. Wird die Übung mit gestreckten Beinen durchgeführt, dehnt Adho Mukha Svanasana die Muskeln auf der Beinrückseite über die gesamte Länge – eine Wohltat für viele Übende. Sehr gut geeignet für Personen mit Rundrücken.

Beachten Sie

Nicht üben bei Gefahr einer Schultergelenksluxation oder degenerativen Prozessen der Hand-, Ellbogen- oder Schultergelenke. Die Haltung ist ebenso bei Achillessehnenverletzungen ungeeignet. Menschen mit verspanntem Nacken, Bluthochdruck oder mit Neigung zu häufigen

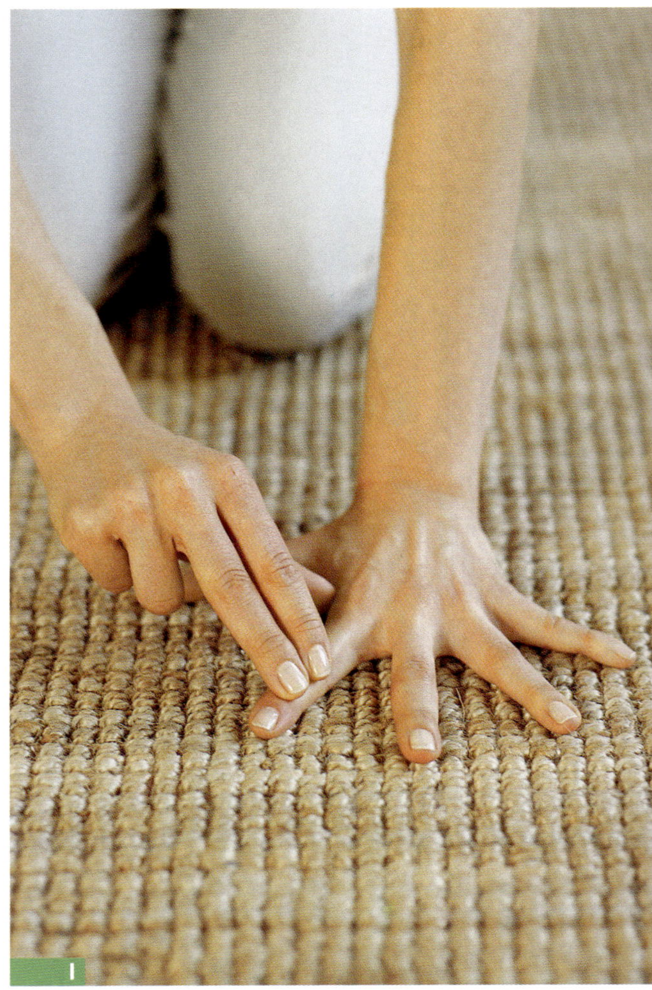

Kopfschmerzen legen den Kopf in dieser Haltung auf einer dicken, zusammengerollten Decke ab.

Die Vorbereitung

1 Eine gute und feste Platzierung der Hände auf dem Untergrund ist beim Nach-unten-blickenden-Hund besonders hilfreich. Bekommen Sie ein tolles Gefühl für weit aufgefächerte Hände mit folgender Vorbereitung. Zunächst strecken Sie einfach einen Arm aus und versuchen aus eigener Kraft alle Finger so weit wie möglich zu spreizen. Auf beiden Seiten nacheinander durchführen. Anschließend eine Hand bei gestrecktem Arm auf dem Boden aufsetzen. Hier ebenfalls die Finger weit spreizen. Helfen Sie sich mit der freien Hand.

2 Diese Übung ist etwas ungewohnt, führt jedoch zu einer optimalen Ausrichtung Ihrer Arme. Strecken Sie beide Arme aus und drehen Sie sie in den Schultergelenken nach außen (die Handflächen und die Innenseiten der Ellbogen zeigen nach oben). Anschließend – und hierin besteht die Schwierigkeit – drehen Sie nur die Hände nach unten. Diese zweite Rotationsbewegung geschieht im Ellbogengelenk, indem sich Elle und Speiche verdrehen. Nun sind die Handrücken sowie immer noch die Innenseiten der Ellbogen zur Decke gerichtet. Versuchen Sie die gegenteilige Rotation etwas zu halten. Nicht aufgeben! Beide Seiten üben.

3 In der dritten Vorübung erarbeiten wir uns die Länge des Rumpfes und der Arme, ohne die eine korrekte Ausführung des Hundes nicht möglich wäre. Stellen Sie sich vor einen Stuhl, legen Sie die Handflächen mit gestreckten Fingern auf die Lehne und machen Sie einen großen Schritt zurück. Senken Sie dabei Ihren gesamten Rumpf. Die Arme sind gestreckt, der Rücken lang. Kopf nicht hängen lassen, halten Sie die Ohren neben den Oberarmen. Nun die Wirbelsäule vom Steißbein bis zum Nacken lang ziehen. Die Gesäßmuskeln streben nach oben zur Decke. Brustbein zum Boden ziehen. Spüren Sie die Länge und auch die Dehnung in den Schultergelenken. Einige Atemzüge halten.

4 Nun verbinden wir Rumpf- und Armlänge mit der Rotation der Arme aus Übung 2 und kommen somit der Endposition bereits sehr nahe. Knien Sie sich auf den Boden, die Hände weit vorne auf zwei Yogablöcken platzieren, Rumpf senken, Kniegelenke im 90°-Winkel halten. Jetzt die Wirbelsäule strecken, Schultern senken, Schulterblätter »in die Hosentaschen ziehen«, Gesäßmuskeln zur Decke. Spreizen Sie die Finger, der Mittelfinger ist nach vorne ausgerichtet. Bauen Sie anschließend die Gegenrotation aus Vorübung 2 auf, drücken Sie die Daumenballen verstärkt auf die Blöcke und drehen Sie beide Schultern aus. Der Nacken ist lang. Sehr angenehm wird es, wenn der Kopf entspannt auf einer Decke oder einem Kissen liegt.

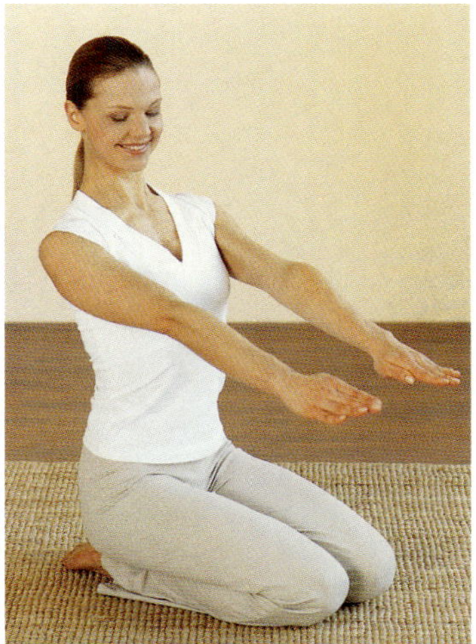

2

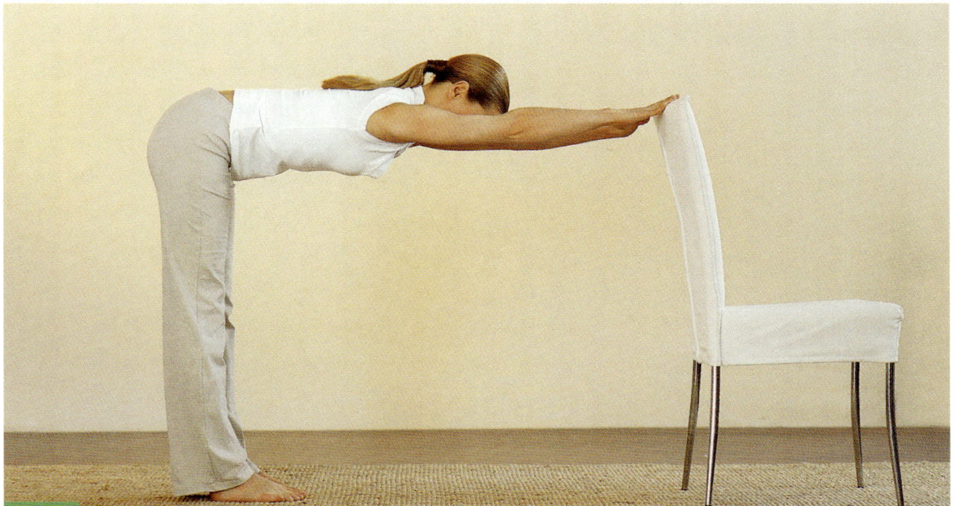

3

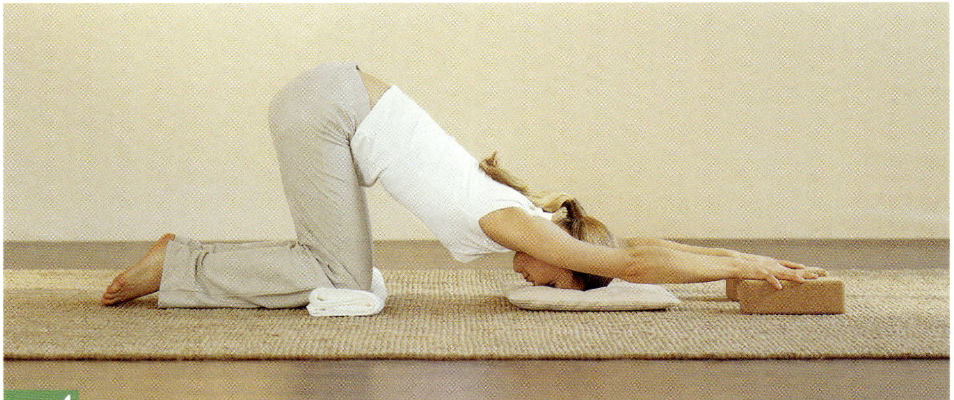

4

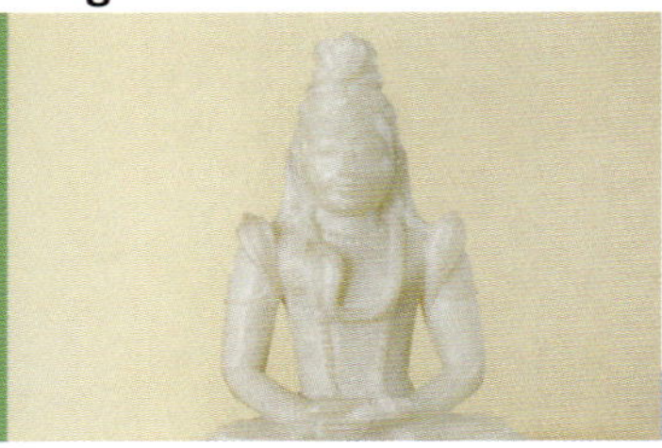

Nach unten blickender Hund

Haltung

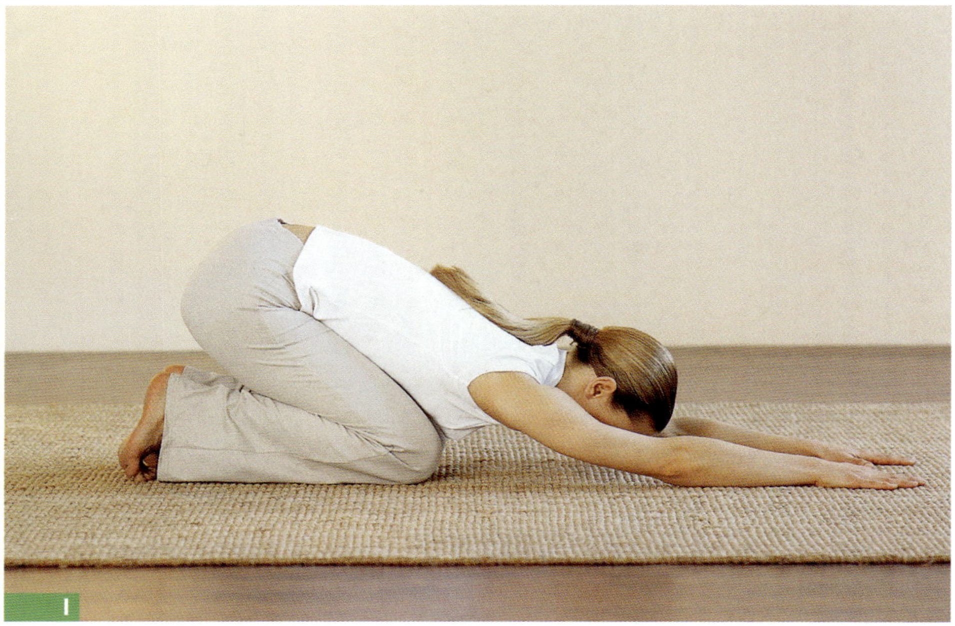

1

1 Ausgangsposition ist die Kindeshaltung (Seite 37). Füße auf den Ballen aufgestellt, Knie hüftbreit auseinander, Gesäß auf den Fersen, Arme lang nach vorn strecken, Hände schulterbreit und flach am Boden, Finger weit gefächert, Mittelfinger gerade nach vorne.

2 Heben Sie Gesäß und Rumpf zum Vierfüßlerstand. Die Arme gestreckt halten und die Spreizung der Finger erhalten. Wirbelsäule gerade und Blick zum Boden.

3 Im letzten Schritt drücken Sie zuerst die Handwurzeln und Daumenballen fest gegen den Boden, verlagern das Gewicht von den Knien zu den Fußballen und strecken die Beine mit dem nächsten Ausatmen so, dass sich das Gesäß zur Decke hebt. Strecken Sie die Arme vollkommen durch und erlangen Sie die vorgeübte Länge des Rumpfes und der Wirbelsäule. Arme und Rücken bilden eine kräftig gehaltene gerade Linie, während die Beine so weit gebeugt bleiben, dass sich der untere Rücken nicht rundet. Dennoch versuchen Sie die Gesäßmuskeln nach oben zur Decke zu ziehen. Beide Arme entwickeln die gleiche Druckkraft, stemmen Sie sich vom Boden nach hinten/oben weg. Denken Sie an Vorübung 2 – Arme im Schultergelenk ausdrehen, Daumenballen in den Boden drücken. Lassen Sie möglichst viel Abstand zwischen Ohren und Schultern entstehen. Den Kopf halten Sie am besten in natürlicher Verlängerung der Wirbelsäule, der Nacken ist lang und dennoch entspannt. Genießen Sie die geistige Anregung, die Atmung und die Weitung des Brustkorbes in dieser Haltung. Nach einigen Atemzügen lösen Sie die Position in umgekehrter Reihenfolge wieder auf.

Gedankliche Ausrichtung

Obwohl diese Haltung eine intensive Dehnung mit einem gewissen Kraftaufwand verbindet, sollten Sie besonderes Augenmerk auf eine ruhige, tiefe und fließende Atmung legen. Schöpfen Sie aus der unendlichen Kraft des Atems. Mit jedem Ausatmen werden Sie länger, nähert sich der Bauch mehr den Oberschenkeln. Spüren Sie die einzigartige Kombination aus Dehnung und Kraft, sodass Sie sich weniger in die Asana hineinfallen lassen, sondern sie bewusst halten.

Variation

Wenn Rücken und Arme gestreckt und lang gehalten werden können, dürfen die Beine behutsam und dennoch kraftvoll durchgestreckt werden. Die Dehnung der

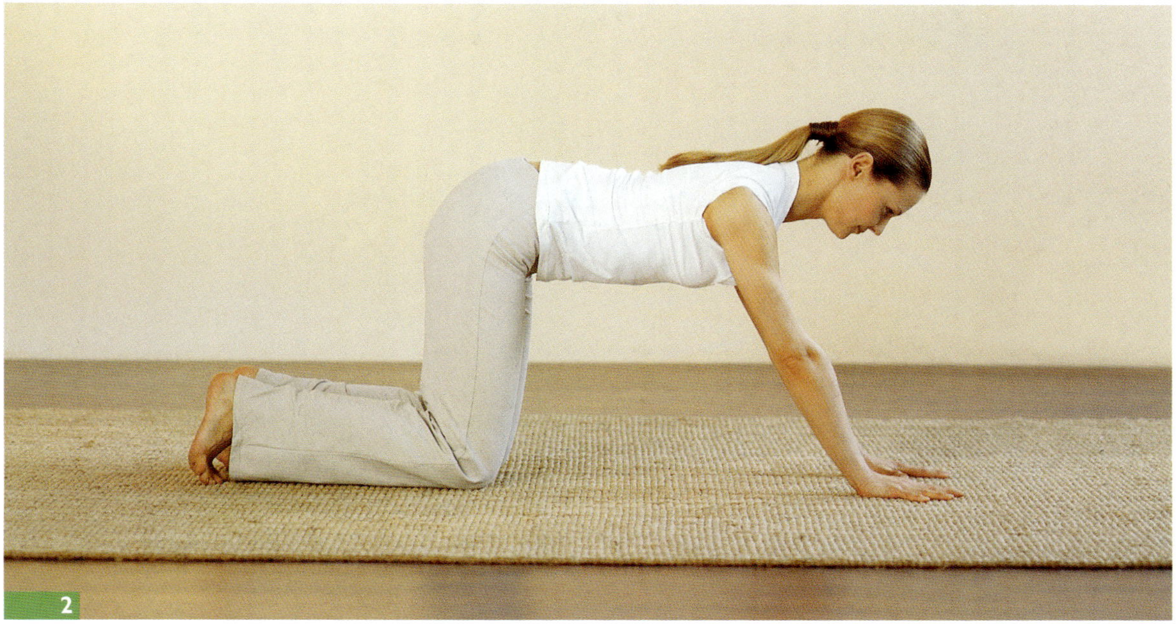

2

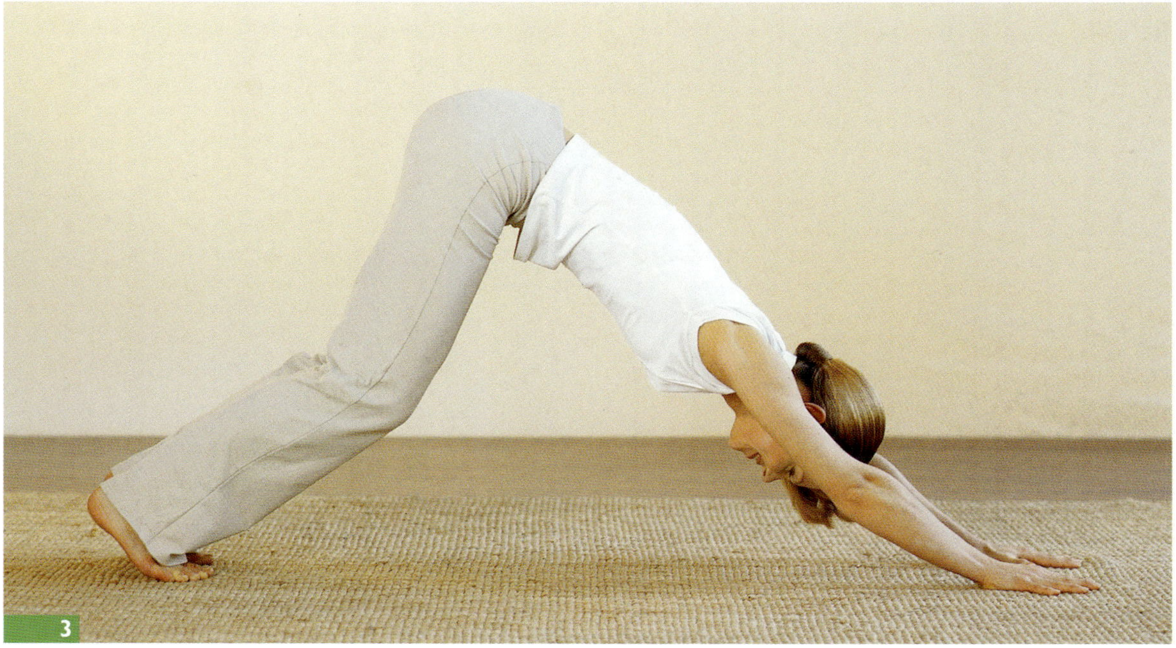

3

SO NICHT!

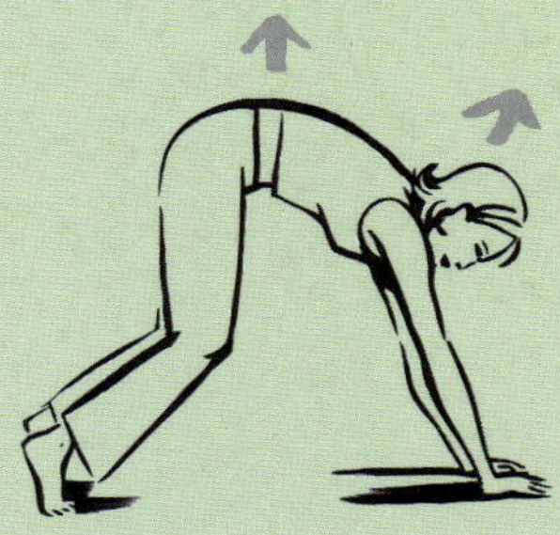

Anstelle der Gesäßmuskeln zieht hier der Rücken nach oben und wird dabei rund. Der Kopf ist angehoben, der Nacken verkrampft.

Beinrückseiten wird hierbei wesentlich intensiver. Probieren Sie dies, auch wenn sich dabei noch etwas die Fersen heben. Versuchen Sie trotzdem die Fersen zu erden, lassen Sie Wurzeln aus ihnen heraus tief in den Boden wachsen. Wem die Endposition auf dieser Seite zu anstrengend ist oder wer sich noch langsamer herantasten will, stellt einen Stuhl mit der Lehne gegen eine Wand und stützt die Hände statt auf den Boden gegen die Kante der Sitzfläche. Diese Variante ist eine Mischung aus Vorübung 3 und Endhaltung.

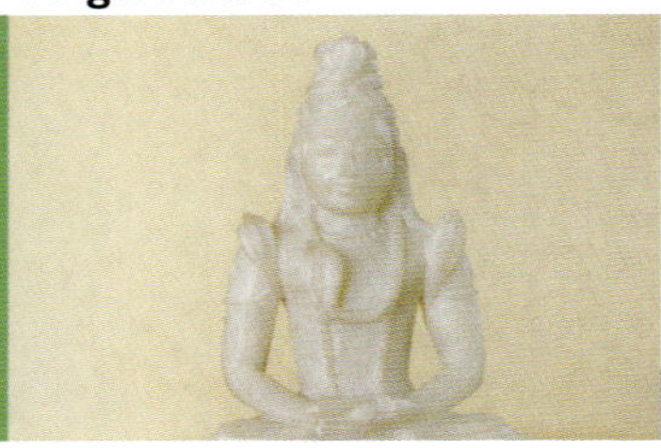

Stocksitz
Vorbereitung und Haltung

Dandasana

Wenn die Berghaltung (Seite 40) die wichtigste Position als Ausgangsbasis für alle Stehhaltungen darstellt, so gilt dies bezüglich der Sitzhaltungen für Dandasana. Man muss lernen, fest, gerade und bewusst zu sitzen, bevor man weiterführende Positionen in ähnlicher Ebene übt. Es ist also sehr lohnenswert sich mit dieser Grundhaltung zu beschäftigen. Danda bedeutet Stock oder Stab. Er stellt einen geradlinigen Gegenstand dar. Wenn wir versuchen unseren »Stock«, also die Wirbelsäule, präzise auszurichten, stärkt das unsere Aufmerksamkeit, unsere innere Wachsamkeit. Die Wirbelsäule ist die Achse des Menschen, symbolisch übertragbar auf die kosmische Weltachse. Zieht man diesen tiefgründigen Vergleich, wird einem schnell klar, wie wichtig es ist, diese »Achse des Seins« in seinem eigenen Körper wahrzunehmen.

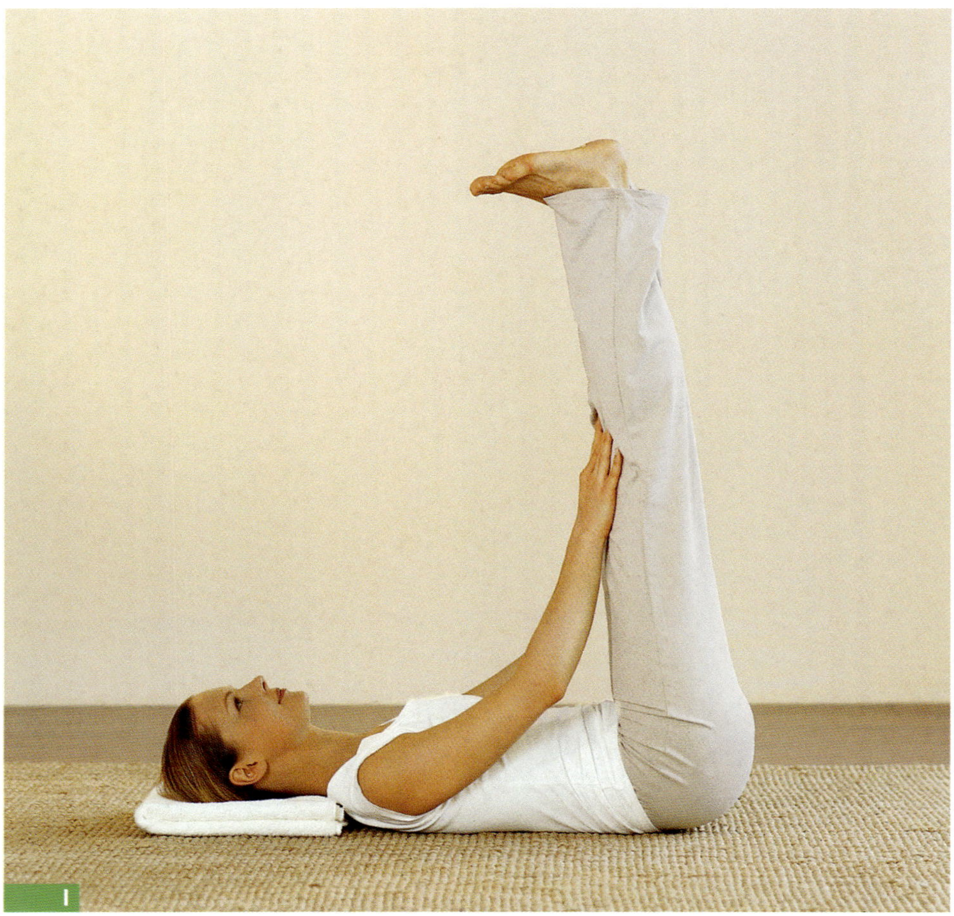

1

Wirkung

Eine gute Ausrichtung in Dandasana dient als Voraussetzung für diverse Sitzhaltungen. Der Stocksitz dehnt die Rückseite der Beine, kräftigt die vorderen Bein- und Hüftmuskeln und verleiht einem das Gefühl von Länge in den Beinen wie auch im Rumpf. Die Rückenstreckermuskeln werden stark, der Brustkorb geweitet, die Atmung verbessert. Mit Dandasana unterstützen wir unseren Sinn für eine optimale und ausgewogene Aufrichtung des Oberkörpers.

Beachten Sie

Für Dandasana, wie in diesem Buch vorgestellt, gibt es so gut wie keine Kontraindikationen. Bei Schmerzen im unteren Rücken bleiben Sie am besten nahe an der Wand angelehnt, um die nötige Unterstützung zu erhalten. Sie müssen jedoch herausfinden, ob die Schmerzen von der Wirbelsäule oder von der Anstrengung der Muskeln herrühren. Spüren Sie eher die Muskeln, dann üben Sie ohne Wand, dafür etwas kürzer.

Die Vorbereitung

1 Um Länge in den Beinen zu erhalten, eignet sich folgende rückenentlastende, dynamische Übung. In Rückenlage beide Knie zum Brustkorb ziehen, Hände auf

den Kniescheiben ablegen, Kopf und Nacken entspannen. Mit dem Ausatmen in den Hüftgelenken weich werden und die Knie weiter zum Rumpf sinken lassen. Einige Male wiederholen. Nach etwa drei Atemzügen mit der nächsten Ausatmung die Beine gleichmäßig nach oben durchstrecken, Hände bleiben auf den Kniescheiben. Stellen Sie sich vor, Sie liegen unter einem Tisch und stemmen mit den Fersen die Tischplatte nach oben. Mit jedem Ausatmen etwas weiter wegstemmen.
Durch die Koordination von Bewegung und Atemrhythmus sammeln wir viel Aufmerksamkeit.
Als vorbereitende Variation stellen Sie ein Bein gebeugt auf dem Boden auf. Um die andere Fußsohle legen Sie einen Gurt und dehnen das Bein vorsichtig in Richtung des Oberkörpers. Siehe Vorübung 1 auf Seite 62.

Die Haltung

2 Setzen Sie sich mit gestreckten Beinen auf eine gefaltete Decke. Streichen Sie nun die Gesäßmuskeln beginnend von den rückwärtigen Oberschenkeln mit der flachen Hand nach hinten aus. Das Becken und der obere Rücken liegen an der Wand an. Heben Sie Ihr Brustbein, schaffen Sie Raum im Brustkorb und strecken Sie den Rücken lang nach oben. Die Hände drücken seitlich vom Becken in den Boden bzw. auf zwei Blöcke und unterstützen diese Streckung. Schultern an der Wand fixieren und gleichzeitig nach unten ziehen. Der Kopf ist aufrecht und gerade, der Blick aufmerksam geradeaus. Schieben Sie die Fersen weit weg, die Fußspitzen sind angezogen, die großen Zehen berühren sich, die Fußaußenkanten leicht zurückziehen. Entwickeln Sie zwei gleich lange Beine.

Gedankliche Ausrichtung

Halten Sie die Aktivität in beiden Körperhälften parallel und zentrieren Sie Gesicht und Rumpf mittig. Haben Sie das Gefühl als würden sich Ihre Kniekehlen öffnen und von zwei starken Magneten an den Boden gezogen. Betrachten Sie Ihre Wirbelsäule als festen und dennoch schwingenden Stab zwischen Himmel und Erde. Versuchen Sie diese Verbindung zu schließen, indem Sie mit den Sitzbeinhöckern im Boden fest verwurzelt bleiben und den Scheitel zur Decke ziehen. Detailliertes Arbeiten in Dandasana gibt weiteren Stellungen Genauigkeit, die wiederum zu Perfektion und Wahrheit führt. Aufmerksames Beobachten schult Ihr inneres Auge.

Variation

Wer regelmäßig übt, kräftigt seine Rückenmuskeln und dehnt seine Beine genügend, um die Unterstützung durch die Wand langsam aufzugeben. Rutschen Sie also einige Zentimeter von der Wand weg und üben Sie frei. Wer trotz der Unterstützung mittels der Wand seinen unteren Rücken nicht aufrichten kann, beugt beide Kniegelenke ein wenig an. Die Fußspitzen bleiben dennoch angezogen, die Fersen fest im Boden.

SO NICHT!

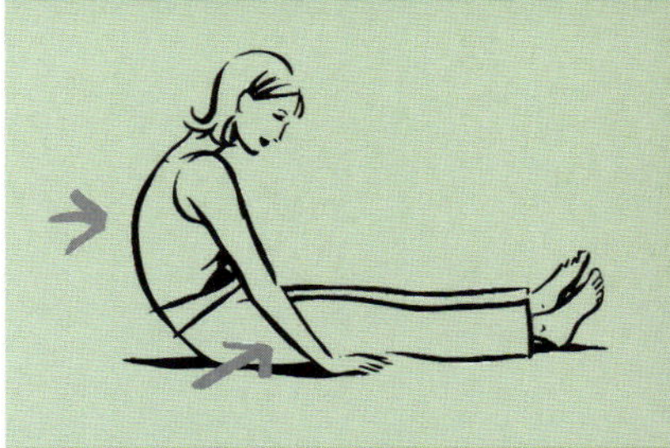

Die Hände sind zu weit vorne aufgesetzt, dadurch können die Arme die Rückenstreckung nicht aktiv unterstützen. Der Brustkorb sinkt ein, die Atmung wird dadurch erschwert.

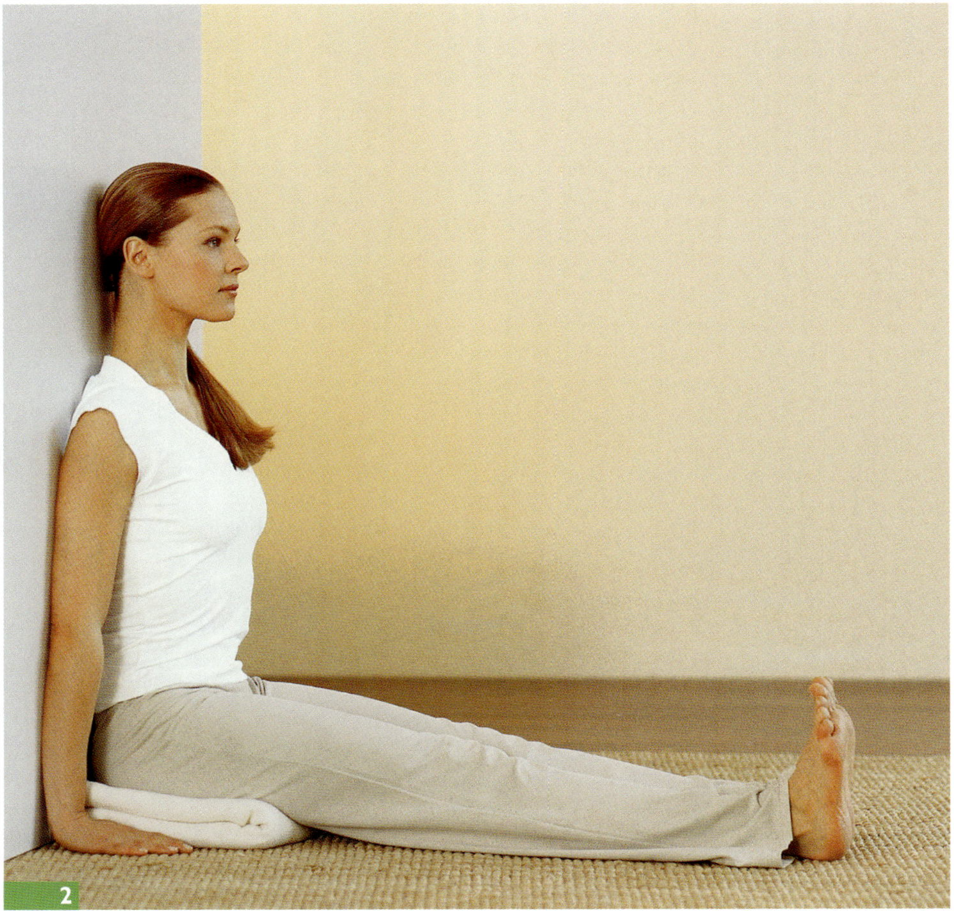

2

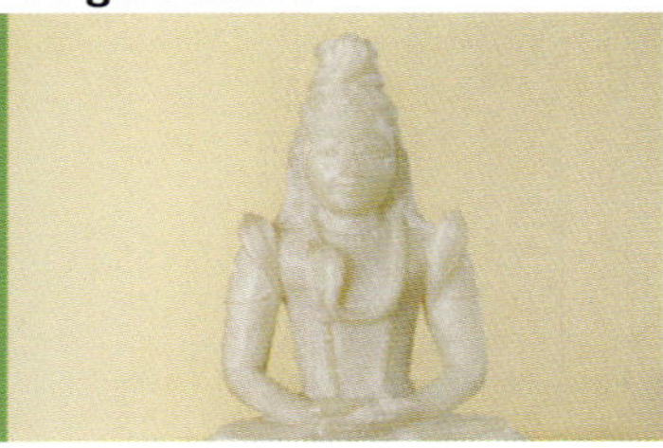

Zangensitz
Vorbereitung

Pashimottanasana

Der Zangensitz zählt zu den klassischen sitzenden Vorbeugen im Yoga und wird auf dem ganzen Globus vielfach praktiziert. Insgesamt könnte man Vorwärtsbeugen auch als »zurückhaltende« oder »introvertierte« Yogasanas bezeichnen. Die Rückbeugen, welche Sie auch noch kennen lernen werden, sind eher die »lebhaften« und »extrovertierten«. Pashimottasana nennt man auch »die Streckung des Westens« (Pashima = Westen). Nach einem alten Ritual übten die Yogis nämlich stets mit dem Gesicht zur aufgehenden Sonne gewandt, also Richtung Osten. Die Körperrückseite zeigte zum Westen und in diese Richtung wurde der Rücken gestreckt und gedehnt. Und genauso wie die Sonne im Westen untergeht, sollen wir beim Vorbeugen unser Bewusstsein »untergehen« lassen, es in unser Innerstes zurückziehen. Gerade die Zange als sitzende Vorwärtsbeuge, kultiviert das Verständnis, dass Yogaübungen sehr viel mehr als nur körperliche Anstrengung beinhalten sollen.

Wirkung

Die Zangenhaltung dehnt insbesondere den unteren Abschnitt der Wirbelsäule und die Rückseite der Beine vom Gesäß bis zur Achillessehne. Das Herz wird entspannt, Blutdruck und Pulsfrequenz werden normalisiert. Die Haltung hilft bei chronischem Kopfweh, Migräne oder überanstrengten Augen. Verspannte Gesichtsmuskeln – häufig ein Grund für Kopfschmerzen oder Zähneknirschen – werden wieder weich und geschmeidig. Die Bauchorgane werden verstärkt durchblutet und die Verdauung angeregt. Aufgrund der Tatsache, dass wir uns bei Pashimottasana von der Umwelt zurückziehen, bringt uns diese Haltung Sicherheit und macht uns regelrecht friedlich. Sie baut Reizbarkeit und Ängste ab.

Beachten Sie

Vermeiden Sie eine intensive Vorwärtsdehnung (Variation auf Seite 65) bei Problemen mit den Bandscheiben in

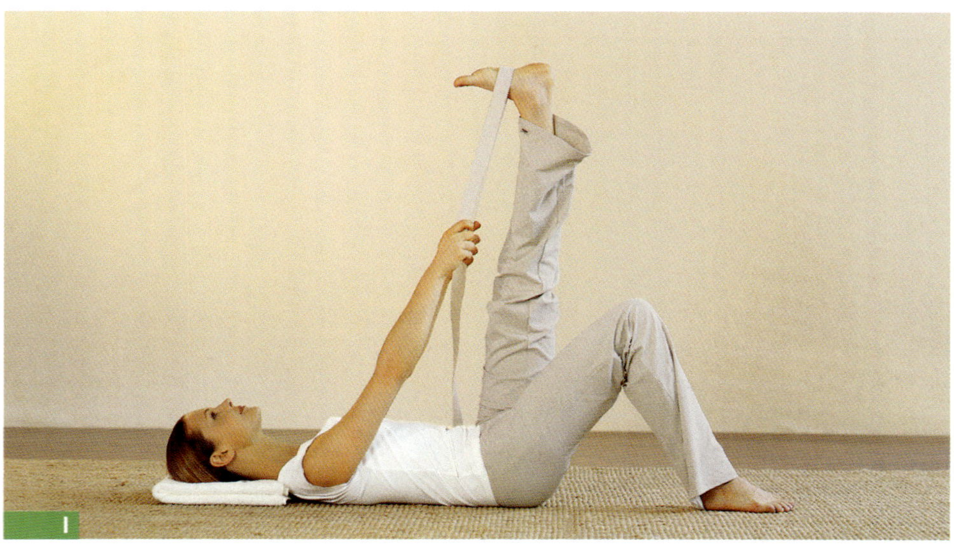

1

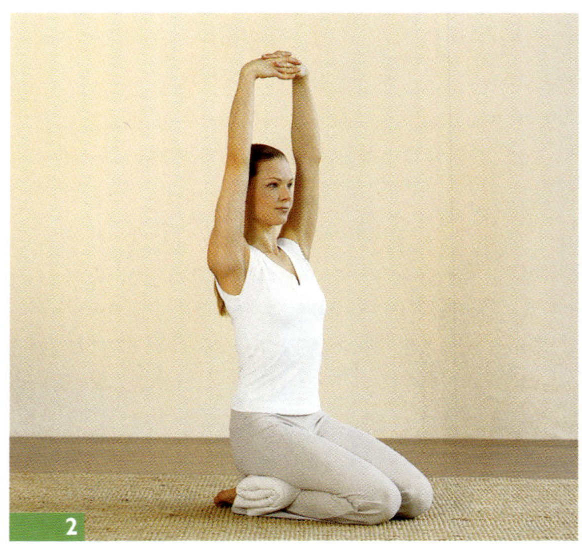

2

der Lendenwirbelsäule. Üben Sie diese Asana nicht bei Durchfall oder sonstigen Entzündungen im Bauchraum. Verzichten Sie ebenso auf Pashimottasana, wenn Sie kürzlich in der Bauchgegend operiert wurden.

Die Vorbereitung

1 Bereiten Sie die Rückseiten Ihrer Oberschenkel behutsam vor, indem Sie sich auf den Rücken legen. Anschließend ein Bein heben und um dessen Fußsohle einen Yogagurt oder Gürtel spannen. Strecken Sie das Bein behutsam zur Decke aus, schieben Sie die Ferse nach oben. Je mehr Sie das Bein strecken, desto intensiver dehnen Sie die Kniesehnen. Seien Sie bitte sehr vorsichtig! Kopf, Schultern und Nacken möglichst entspannt auf dem Boden liegen lassen. Wenn Sie dazu neigen, den Hals zu sehr zu überstrecken, legen Sie den Kopf auf eine Erhöhung.

2 Der Fersensitz mit lang gestreckten Armen hat zum Ziel, Rumpflänge zu erarbeiten. Diese Länge benötigen wir bei unserer Pashimottasana-Endversion. Knien Sie sich auf den Boden und setzen Sie sich auf die Fersen, Füße eng. Sitzen Sie gerade und heben Sie den Brustkorb. Verzahnen Sie Ihre Finger und strecken Sie die Arme vollkommen nach vorne durch. Ziehen Sie die Handgelenke auseinander. Mit dem nächsten natürlichen Einatmen heben Sie die Arme nach oben zur Decke. Die Oberarme sollten sich neben den Ohren befinden. Ohne dass die Arme an dieser Streckspannung verlieren, senken Sie nun die Schulterblätter nach unten. Wirbelsäule, Nacken und Rumpfseiten lang, Blick geradeaus.

3 Für die dritte Vorbereitungsübung verwenden Sie einen Stuhl. Setzen Sie sich an die vordere Kante, richten Sie die Wirbelsäule auf, heben Sie das Brustbein und spüren Sie nun beide Sitzbeinknochen. Legen Sie die Hände auf die Oberschenkel. Mit dem Einatmen den Brustkorb weit nach oben heben, Kopf nicht nach hinten in den Nacken legen. Hierbei Rückenmuskeln aktivieren, Schultern zurück und nach unten ziehen. Mit dem Ausatmen den geraden Rumpf nach vorne bewegen, wobei das Brustbein diese Bewegung anführt. Der Rücken darf sich nicht runden. Einatmen und wieder aufrichten. Mehrmals wiederholen.

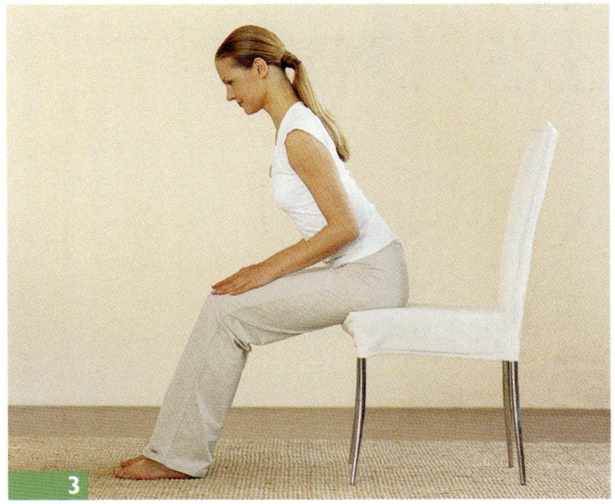
3

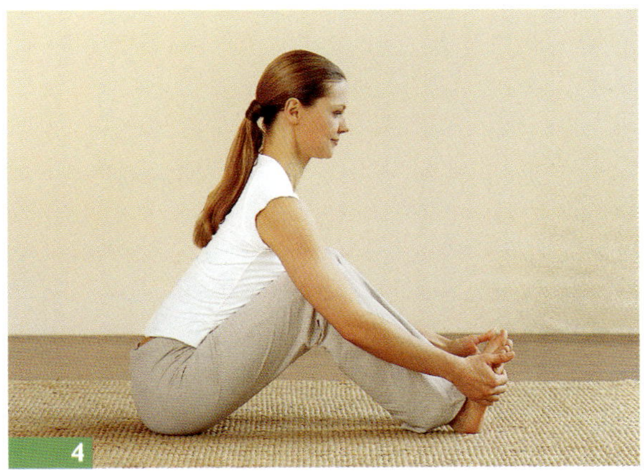
4

4 Auf dem Boden stellen Sie die Beine auf den Fersen auf, Fußspitzen heben, Knie geschlossen. Füße an den Außenkanten greifen. Koordinieren Sie die Kniewinkel so, dass bei maximaler Streckung des Rückens der Bauch auf den Oberschenkeln aufliegt, fast schon aktiv dagegen drückt. Wirbelsäule vom Steißbein bis zum Hinterkopf verlängern, Kopf gerade, Blick diagonal nach vorne/unten. Mit jedem Ausatmen die Fersen behutsam und gleichmäßig einige Millimeter nach vorne wegschieben. Der Bauch bleibt fest an den Oberschenkeln »kleben«. Die Endposition mindestens fünf Atemzüge halten.

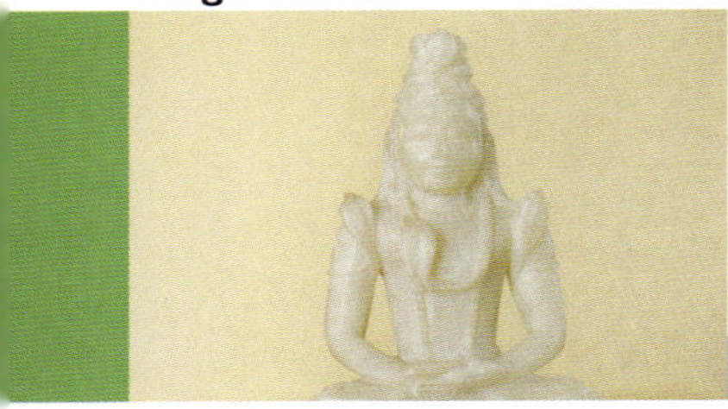

Zangensitz

Haltung

1 Gehen Sie in den Stocksitz (Seite 60), unter dem Gesäß ist eine Decke mehrfach gefaltet und ermöglicht eine bessere Aufrichtung des Beckens und Streckung des Rückens. Legen Sie einen Gurt quer über beide Oberschenkel. Streichen Sie die Gesäßmuskeln beginnend von den rückwärtigen Oberschenkeln mit der flachen Hand nach hinten aus. Fassen Sie den Gurt dann mit beiden Händen.

2 Mit dem nächsten natürlichen Einatmen heben Sie die Arme nach oben und strecken sie weit über den Kopf in Richtung Decke. Halten Sie die Spannung in den Beinen, schieben Sie beide Fersen gleichmäßig von sich weg.

3 Atmen Sie aus, beugen Sie den Rumpf mit lang gestrecktem Rücken nach vorn und legen Sie den Gurt um die Fußsohlen. Arbeiten Sie nun in dieser Position, indem Sie die Wirbelsäule von Ihrer Basis aus bis zum Nacken lang strecken. Versuchen Sie die Bauchmuskeln lang zu ziehen, das Brustbein anzuheben. Ziehen Sie die Schultern ein wenig zurück, die Schulterblätter wandern stark nach unten in die Hosentaschen. Mit dieser Ausrichtung wird der Abstand zwischen den Ohren und Schultern größer. Die Beine sind von den Hüftgelenken aus lang. Schieben Sie die Fersen weg. Verlängern Sie mit jedem Ausatmen sanft die Rückseite Ihrer Beine und die ganze Länge der Wirbelsäule. Halten Sie den Zangensitz einige entspannte Atemzüge.

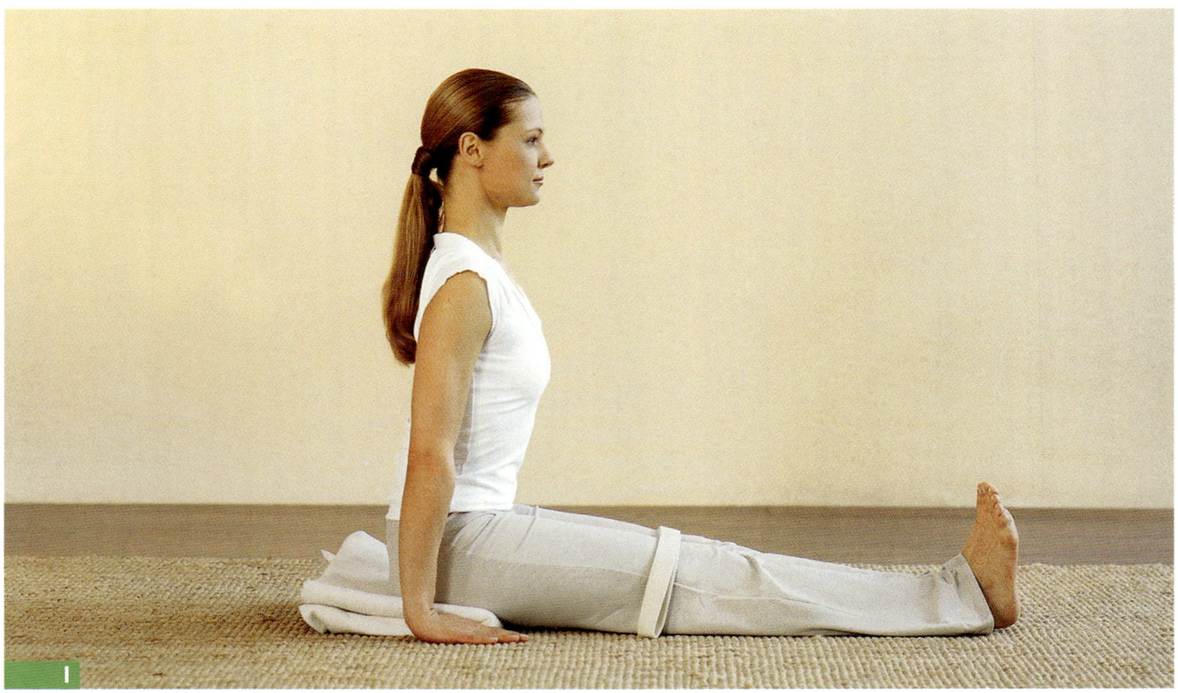

1

Gedankliche Ausrichtung
Lassen Sie die Außenwelt während der Zeit der Übung unwichtig werden, schalten Sie ab und wenden Sie sich liebevoll sich selbst zu. Stellen Sie sich vor, dass die Kniekehlen von einem starkem gleichmäßigen Sog nach unten an den Boden gezogen werden.

Variation
Es existiert so gut wie keine Yogasana, die nicht individuell angepasst werden kann. Auch für die Zangenhaltung gibt es etliche Variationen. Die Sitzunterlage kann entfernt werden, wenn die Beweglichkeit in der Lendenwirbelsäule und der rückwärtigen Oberschenkelmuskulatur sowie die Kraft im unteren Rücken ausreichen, dass die gesamte Wirbelsäule vom Becken beginnend gestreckt werden kann. Intensivieren Sie die Dehnung, indem Sie den Gurt näher bei den Füßen fassen und den Rumpf gleichzeitig weiter nach unten zu den Oberschenkeln bewegen. Nicht bei Bandscheibenproblemen! Wer mit geradem Rücken mit den Händen zu den Füßen kommt, greift diese an den Außenkanten oder von oben über die Zehen.

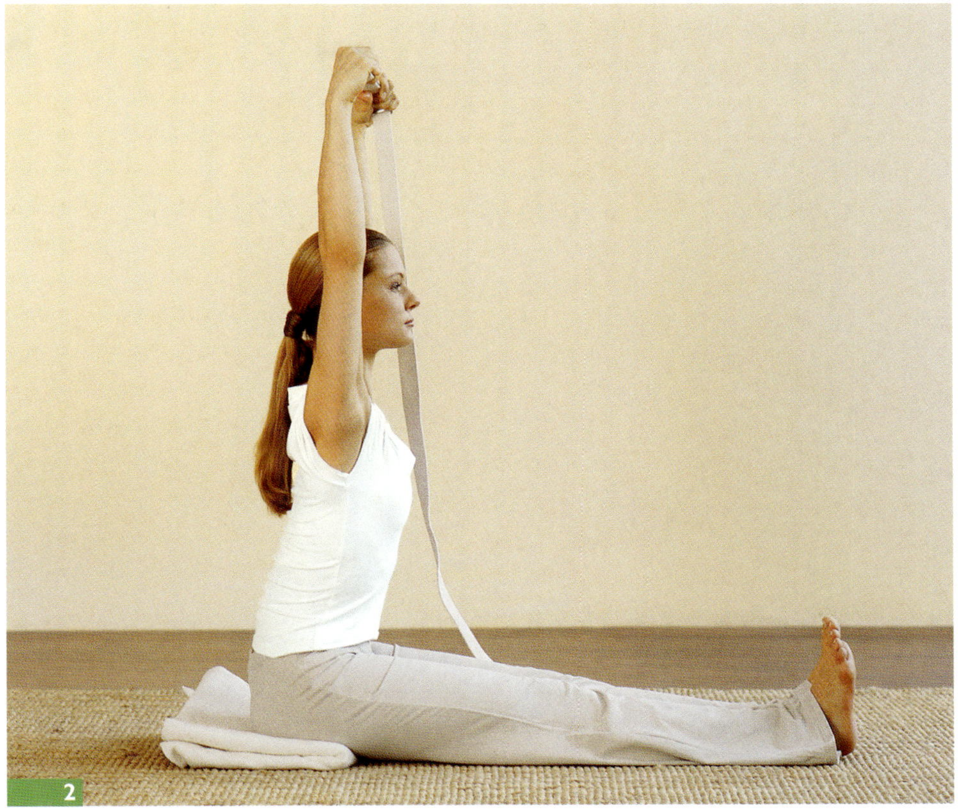
2

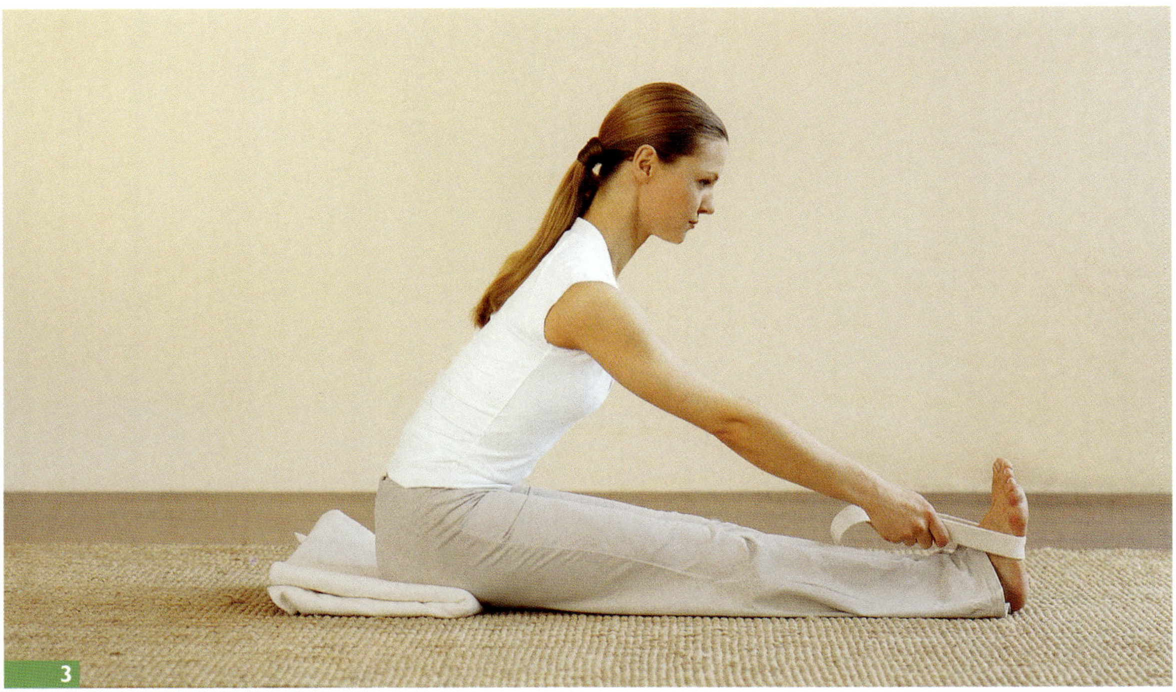
3

SO NICHT!

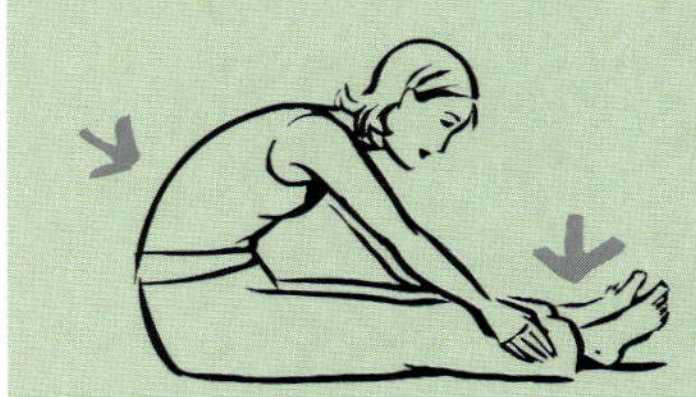

Der gesamte Rücken ist rund. Die Wirbelsäule wird deshalb ungünstig belastet. Die Füße sind schlaff und ohne Spannung.

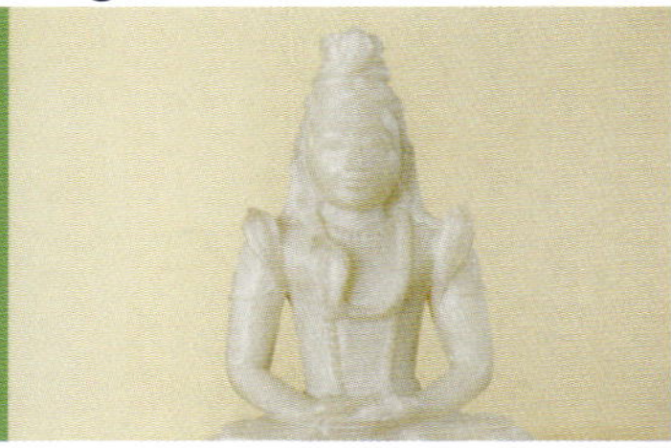

Halbes Boot
Vorbereitung und Haltung

Ardha Navasana

In der Bootshaltung bildet der Körper mit seiner v-ähnlichen Stellung den Rumpf eines Bootes nach. Für Ihren Einstieg in die Welt der Asanas bieten wir Ihnen die halbe (ardha) Bootstellung an. Sie ist weniger anstrengend für die rumpfaufrichtende Muskulatur als das vollkommene (paripurna) Boot, welches wir in der Variation erwähnen. Das Boot ist ein Gefährt, das sowohl jemanden oder etwas tragen kann, als auch selbst – nämlich vom Wasser – getragen wird. Auf uns projiziert bedeutet das: Einerseits entwickelt man die Kraft und das Selbstvertrauen etwas Schweres (er)tragen zu können und sich durchzusetzen. Andererseits – in Anlehnung an den Aspekt getragen zu werden – lernen wir uns an etwas hinzugeben, uns treiben, tragen zu lassen, etwas anzunehmen.

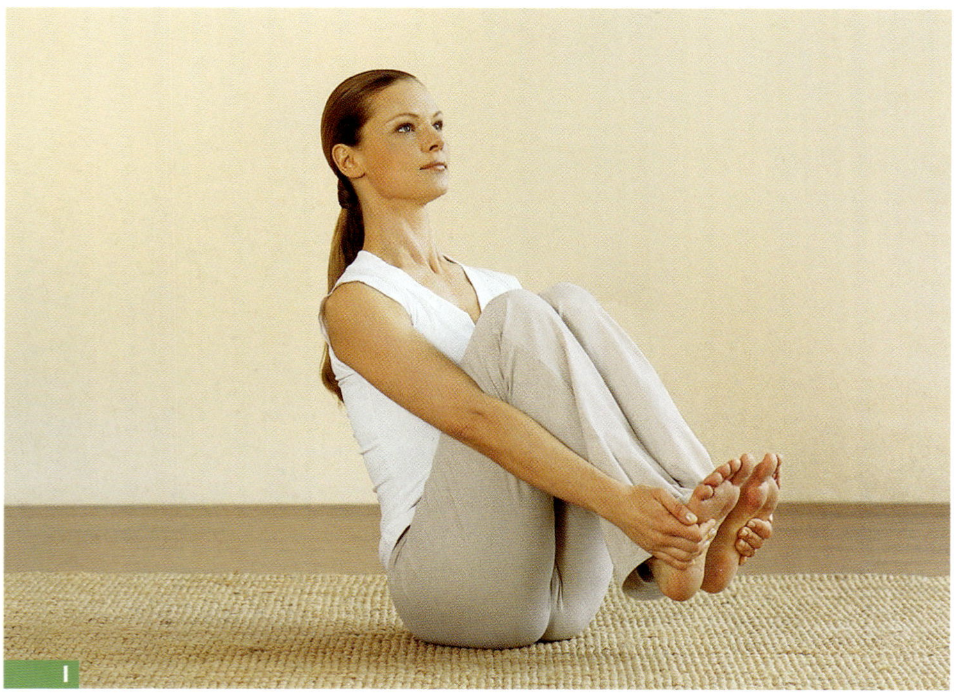

I

Wirkung

Ardha Navasana kräftigt die Hüftbeuger und die Muskeln der Oberschenkelvorderseite. Durch die Streckung des Rumpfes werden die Muskeln entlang der Wirbelsäule (Rückenstrecker) intensiv trainiert. Darüber hinaus ist das halbe Boot eine schöne Gleichgewichtsübung, welche Balance in unser Leben bringen kann. Physiologisch betrachtet regt die Haltung den Stoffwechsel an, durchblutet die Bauchgegend, lindert Verdauungsbeschwerden und stärkt die Nieren

Beachten Sie

Üben Sie nicht bei akuten Entzündungen im Bauchraum, Leistenbrüchen oder akuten Beschwerden im unteren Rücken. Verzichten Sie ebenso bei Beschwerden oder Erkrankungen der Atemwege, wie z. B. Asthma, Bronchitis, Erkältung bzw. verschleimten Atemwegen.

Die Vorbereitung

I Eine sinnvolle Vorbereitung sehen wir im einfachen Schwebesitz, mit dem Sie das Gefühl für Ihr Gleichgewicht verbessern können. Wenn Sie diese Übung durchführen, werden Sie anfänglich ziemlich mit Ihrem Becken wackeln, um in der Balance zu bleiben. Das ist ganz normal und man sollte sich keine unnötigen Gedanken darüber machen. Üben Sie regelmäßig und Sie werden bald wie ein Boot auf ruhiger See treiben. Setzen Sie sich auf den Boden, stellen Sie die Beine auf, Knie und Füße zusammen. Greifen Sie Ihre Fußkanten von außen, lehnen Sie den Rumpf so weit nach hinten, bis sich beide Füße vom Boden heben. Brustbein weit nach oben ziehen und Rücken dadurch strecken. Einige ruhige Atemzüge halten. Wenn Sie nicht zu den Füßen kommen,

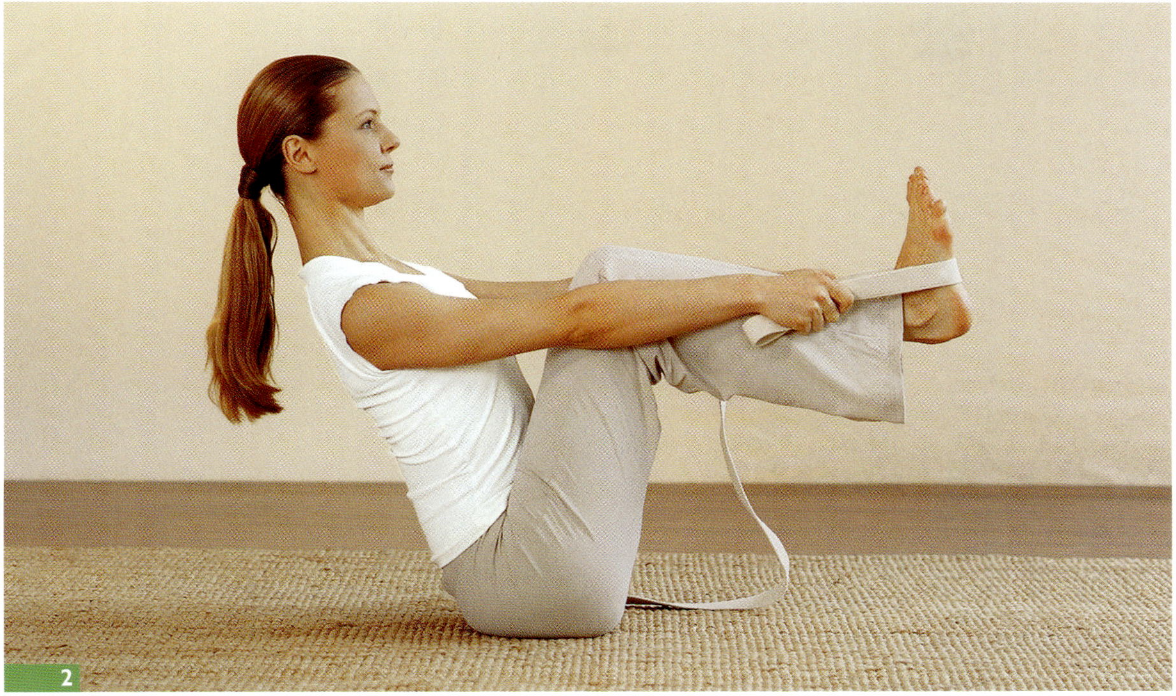

2

legen Sie die Hände auf die Knie oder in die die Kniekehlen.

Die Haltung

2 Beginnen Sie sitzend auf dem Boden. Üben Sie einige Atemzüge Dandasana (Seite 60), das hilft Ihrer Konzentration. Umschlingen Sie Ihre Fußsohlen mit einem Gurt, halten Sie ihn mit beiden Händen und gestreckten Armen. Nun den Rumpf nach hinten neigen und die Füße vom Boden abheben. Lassen Sie die Beine angewinkelt, die Unterschenkel parallel zum Boden, die Fußspitzen angezogen. Der Gurt hat Spannung und trägt Ihre Beine. Spannen Sie die Muskeln des Beckenbodens etwas an und sitzen Sie auf den Sitzbeinhöckern. Ziehen Sie langsam und gezielt Ihr Brustbein nach oben zur Decke, dabei streckt sich der Rücken. Nacken lang lassen, Blick diagonal nach vorne/oben. Anschließend richten Sie den oberen Rücken aus, indem Sie die Schultern nach hinten/unten bewegen, die Schulterblätter an den hinteren Brustkorb saugen. Halten Sie die Oberkörperflanken lang.

Gedankliche Ausrichtung

Lassen Sie sich fast kraftlos treiben und beruhigen Sie den inneren Sturm. Auf diese Weise wird die See ganz friedlich und Sie kommen sicher in den nächsten Hafen.

Variation

Lassen Sie den Rumpf gerade und langgestreckt, während Sie behutsam die Beine immer mehr ausstrecken, indem die Fersen nach vorne/oben drücken. Öffnen Sie das »V«, welches von Oberkörper und Beinen gebildet wird, dabei nicht zu weit. Eine andere Variation, mit der unsere Schüler immer wieder sehr gut zurechtkommen, ist Folgende: Mit dem Gesicht zur Wand etwa einen halben Meter entfernt auf den Boden setzen. Gurt um die Fußsohlen, Beine strecken und Fersen ungefähr 60–80 cm hoch an die Wand stützen. Den Gurt möglichst weit vorn bei den Füßen gut festhalten. Arme strecken, Brustbein heben, Rücken und Wirbelsäule lang. Halten Sie diese Spannung unverändert und versuchen Sie die Fersen einige Zentimeter von der Wand zu lösen. Position einige Atemzüge halten, jedoch nur, solange Sie sicher im Gleichgewicht sind.

SO NICHT!

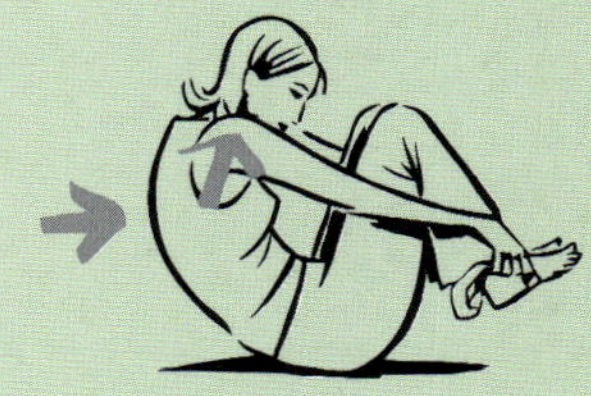

Fehlende Rumpfaufrichtung bewirkt eine ungünstige Becken- und Rückenstellung. Die Schultern sind hochgezogen.

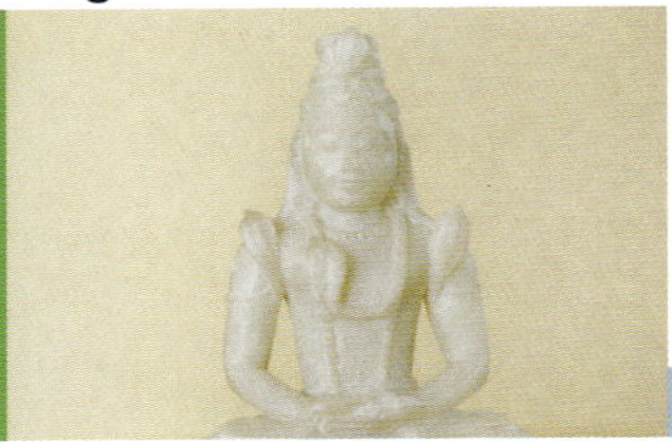

Einfacher Drehsitz
Vorbereitung

Marichyasana

Das Wort Marici bedeutet Lichtstrahl und ist gleichzeitig der Name eines alten Weisen. Mit der Übung Marichyasana stellen wir Ihnen eine Drehhaltung im Sitzen vor, welche von Einsteigern sehr gut praktiziert werden kann. In den Yoga-Praxisbüchern dieser Welt existieren verschiedene Variationen, die sich teilweise sehr ähnlich sind. Fügen Sie auch die Vorübungen regelmäßig in Ihr Übungsprogramm ein. Sie werden erstaunt sein, wie geschmeidig und beweglich Sie werden. Drehhaltungen sollten an keinem Ihrer Yoga-Tage fehlen. Die vielfältigen Wirkungen auf Körper und Geist werden Ihren Alltag bereichern und sich in vielerlei Hinsicht auf die Durchführung fast aller Yogasanas positiv auswirken.

Wirkung

Der einfache Drehsitz macht die Wirbelsäule und den Brustkorb flexibel und wirkt sich positiv auf die Ernährung und Reinigung der Bandscheiben sowie auf die Atmung aus. Wenn die Wirbelsäule beweglich ist, können das zentrale Nervensystem und die zahlreichen sensorischen und motorischen Impulse, die von hier ausgehen, ungehindert fließen und das ganze System frisch und lebendig halten. Rücken- und Bauchmuskeln werden gekräftigt und Rückenprobleme können in kurzer Zeit behoben werden. Da auch die Gesäßmuskeln gedehnt werden, kann die Haltung eine sinnvolle Vorbeugung gegen Ischiasbeschwerden darstellen. Drehhaltungen sind besonders bei Skoliose empfehlenswert. Marichyasana regt das »innere Feuer« an, die Verdauung wird gefördert (gut bei Verstopfung), die Bauchorgane massiert. Der große Yogameister B. K. S. Iyengar gibt sogar an, dass Taillen- und Bauchumfang reduziert werden sollen.

Beachten Sie

Führen Sie diese Übung nicht bei akuten Entzündungen oder kürzlichen Operationen im Bauchraum durch. Bei allen Schmerzen entlang der Wirbelsäule achtsam üben, eventuell nur die Vorübung 1 durchführen. Auch bei sehr steifer Wirbelsäule sollten Sie sich auf die erste Vorübung konzentrieren. Bei Schmerzen in den Schultergelenken führen Sie die Endübung 3 (Seite 71) ohne Wand durch. Stützen Sie sich stattdessen mit dieser Hand am Boden hinter dem Becken ab.

Die Vorbereitung

1 In Rückenlage rechten Fuß auf das linke Knie abstellen und Arme ausbreiten. Nun das rechte Knie über das linke gestreckte Bein auf dem Boden ablegen. Hierbei rutscht der rechte Fuß vom Knie und liegt nun am Boden. Halten Sie beide Schultern am Boden und die Arme lang, Kopf nach rechts drehen. Verweilen Sie ruhig atmend in Ihrer maximalen Drehung. Entspannen Sie Nacken und Schultergürtel. Nach einer Weile verlassen Sie die Haltung und wiederholen auf die andere Seite. Anschließend in Rückenlage etwas nachspüren.

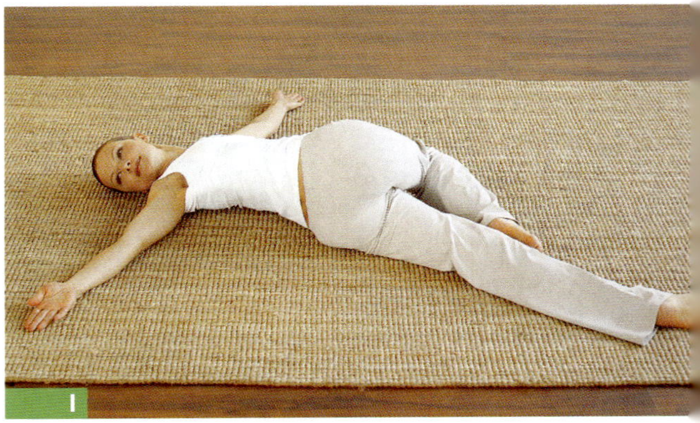

1

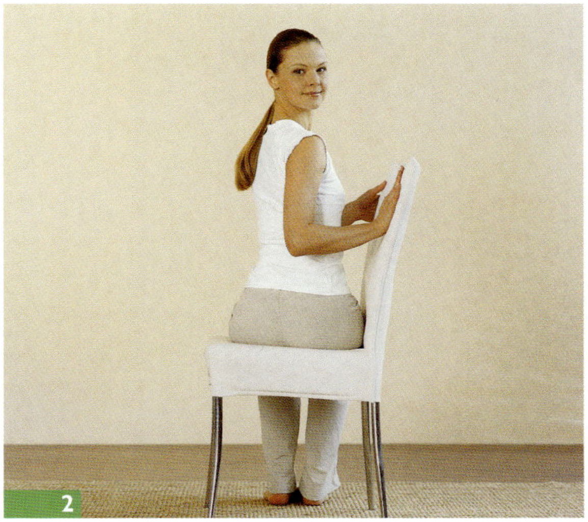

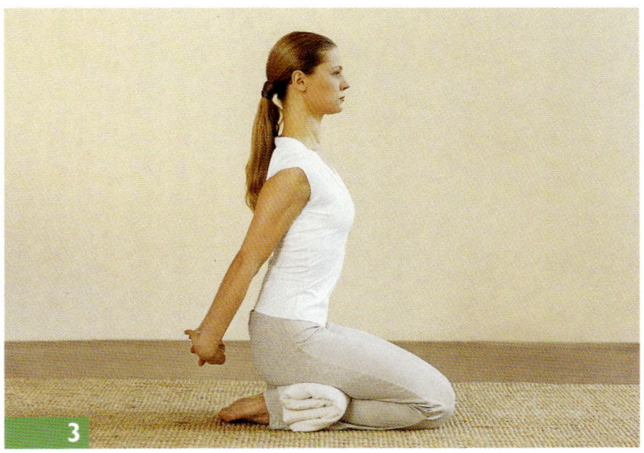

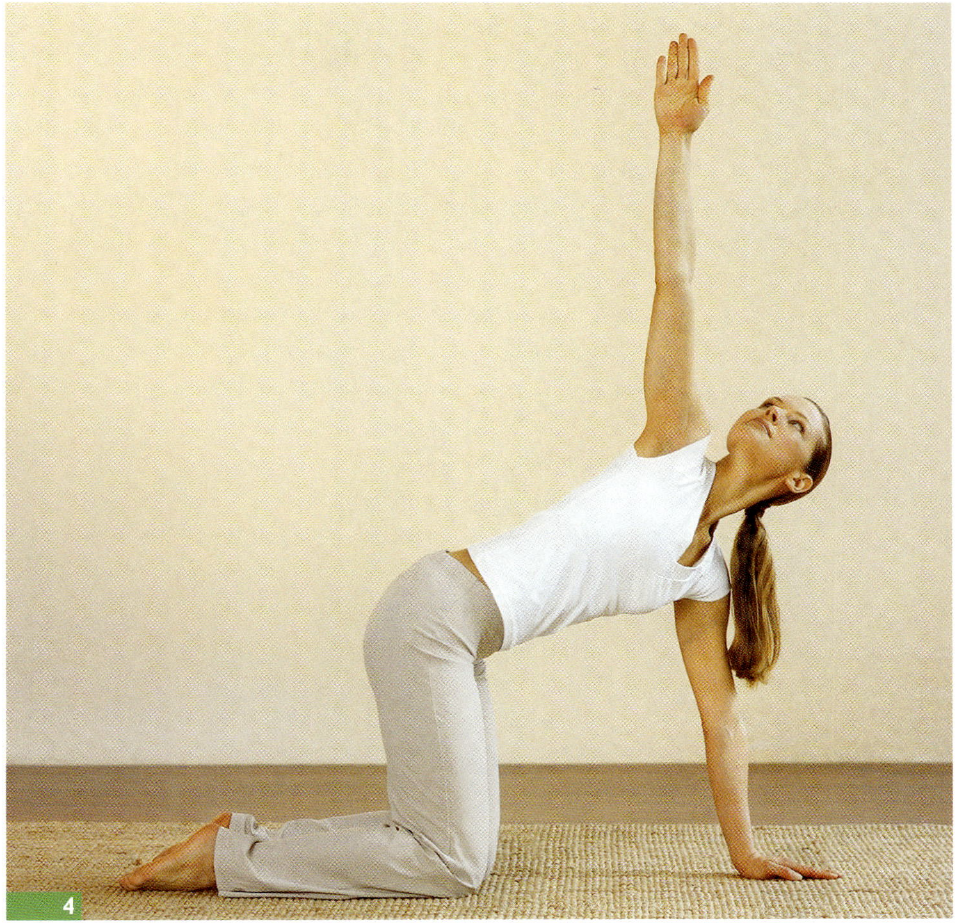

2 Die Drehübung auf einem Stuhl sitzend (Bharadvajasana) ist eine exzellente Haltung für viele Menschen. Sitzen Sie seitlich auf einem Stuhl, rechte Hüfte berührt die Stuhllehne. Rumpf strecken, Knie zusammen und mit dem Ausatmen zur Lehne drehen. Hände an die Stuhllehne legen. Mit dem nächsten Ausatmen zieht die linke Hand an und drückt die rechte Hand gegen die Stuhllehne. Jedes Einatmen streckt die Wirbelsäule mehr nach oben, jedes Ausatmen dreht den Rumpf und den Kopf noch etwas mehr. Im Rücken aktiv mitarbeiten! Mehrere Atemzüge halten und auf die andere Seite wiederholen.

3 Die Schulterdehnung ist als Vorbereitung sinnvoll, wenn man die Endposition (Seite 71) mit Hilfe der Wand durchführen will. Im Fersensitz oder auf einem Stuhl sitzend verzahnen Sie die Finger hinter dem Rücken. Arme nach unten strecken und Handgelenke auseinander ziehen. Schultern nach hinten/unten bewegen, Brustbein heben, Nacken lang, Kopf gerade und Blick geradeaus. Nun behutsam die Arme höher nehmen ohne dass der Oberkörper nach vorne fällt. Verlängern Sie die Arme gleichmäßig mit jedem Ausatmen.

4 Im Vierfüßlerstand sind die Hände genau unter den Schultern und die Knie unter den Hüftgelenken aufgestellt. Mit dem nächsten natürlichen Ausatmen heben Sie den rechten Arm nach rechts an, weiten Ihren Brustkorb und strecken den Arm lang nach oben zur Decke. Mehrmals auf jeder Seite durchführen.

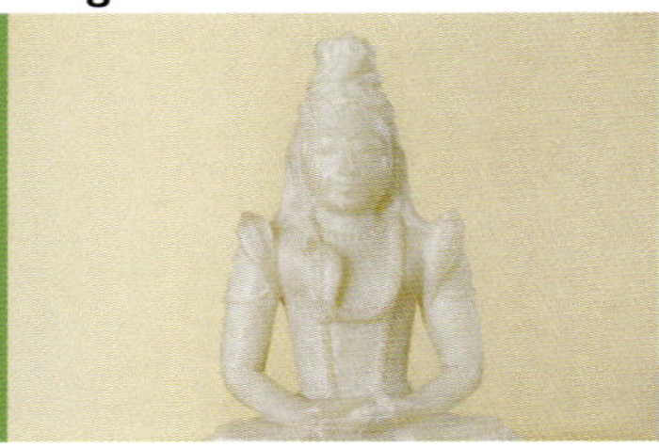

Einfacher Drehsitz
Haltung

1 Setzen Sie sich mit gestreckten Beinen etwa 40 bis 50 cm von einer Wand entfernt auf eine gefaltete Decke. Dieser erste Schritt entspricht dem Stocksitz auf Seite 60 mit all seinen Aspekten.

2 Rechtes Knie anwinkeln und den Fuß in Höhe des linken Oberschenkels flach auf dem Boden abstellen. Halten Sie den Rumpf aufrecht.

3 Halten Sie mit der linken Hand das rechte Knie an der Außenseite fest. Heben Sie Ihr Brustbein mit dem Einatmen. Mit dem darauf folgenden Ausatmen drehen Sie den Rumpf nach rechts und stützen die Hand gegen die Wand. Beide Sitzbeinknochen fest in den Boden verankern, linke Ferse wegschieben. Jedes Ausatmen sollte Ihre Rumpfdrehung behutsam verstärken, jedes Einatmen streckt Ihre Wirbelsäule weiter nach oben. Hierbei drücken Sie den rechten Oberschenkel fest an den Unterleib. Atmen Sie nicht in die Schultern, sondern tief in den Beckenraum. Nur auf diese Weise werden die Bauchorgane vollen Nutzen aus der Haltung ziehen. Sie sollten das Gefühl haben, dass sich auch der Nacken verlängert (nicht den Kopf nach hinten lehnen). Die Wirbelsäulenrotation läuft über die gesamte Länge, sodass sich auch der Kopf weit nach rechts dreht. Die intensive Drehung des Rückens wird unterstützt, indem Sie mit der rechten Hand gegen die Wand drücken und in die richtige Richtung »schieben«. Weiten Sie den Brustkorb. Bleiben Sie einige Atemzüge in dieser Position. Beim Einatmen werden Sie merken, dass Sie etwas zurückgeholt werden, das Ausatmen schafft wieder Platz und Sie können die Drehung verstärken. Bevor Sie die Seite wechseln, spüren Sie einige Atemzüge nach und vergleichen beide Rumpfseiten miteinander. Fühlen Sie den Unterschied?

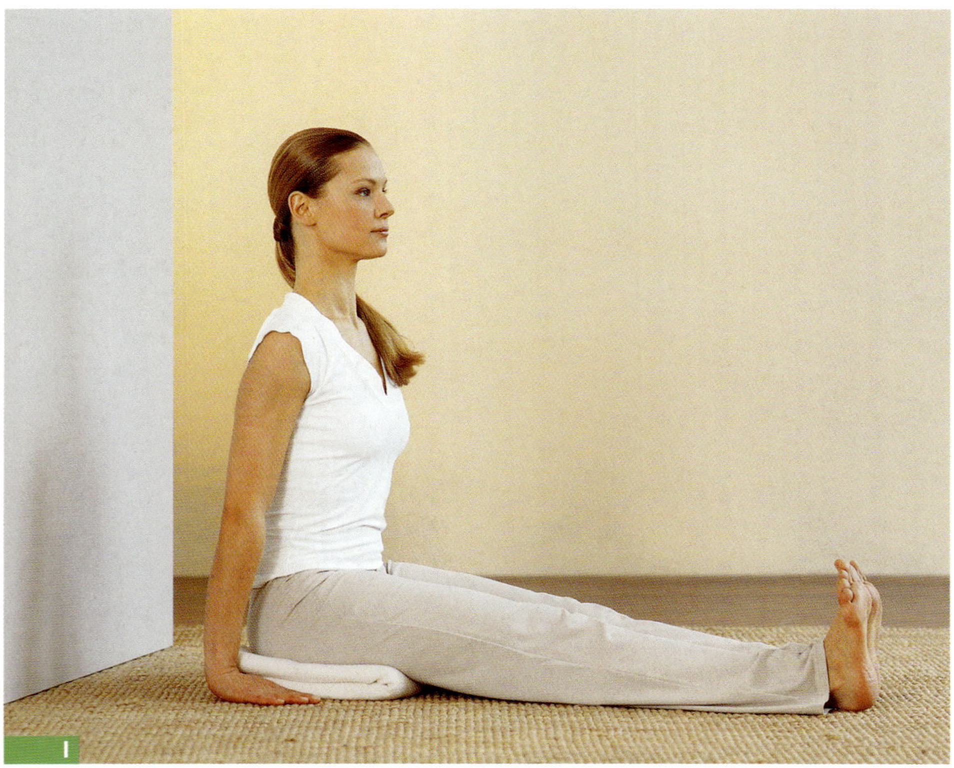

1

Gedankliche Ausrichtung

Spüren Sie, wie durch die regelmäßige tiefe Atmung Ihre Bauchorgane massiert werden und wie ein nasser Schwamm ausgedrückt und anschließend wieder voll gesogen werden. Stellen Sie sich Ihre Wirbelsäule wie eine gleichmäßig geformte Wendeltreppe vor, die mehrere Stockwerke miteinander verbindet. Die Stufen dieser Treppe sind von der ersten bis zur letzten Trittfläche von gleicher Beschaffenheit.

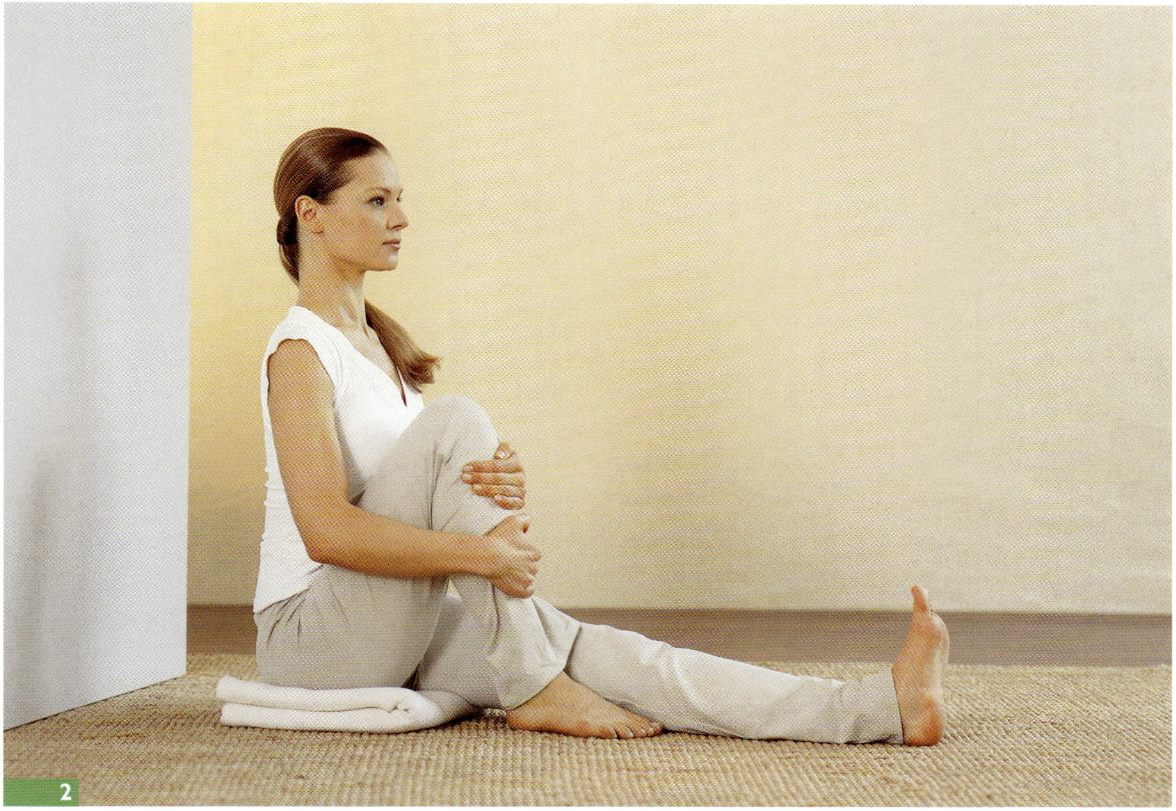

2

SO NICHT!

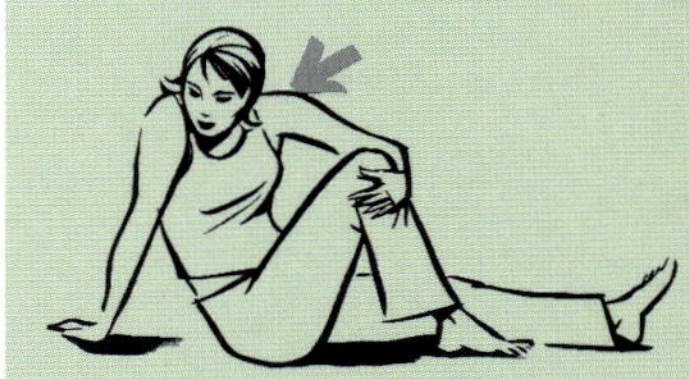

Zu wenig Spannung im Rücken: Die Wirbelsäule wird rund, der Kopf fällt nach vorne und die Schultern sind nach oben gezogen.

Variation

Sehr schlanke Menschen stellen den rechten Fuß nicht innerhalb, sondern außerhalb des linken Oberschenkels bzw. Knies auf. Die Wirkung für die Bauchorgane wird somit verbessert. Voraussetzung hierfür ist allerdings, dass der untere Rücken nicht nach hinten sinkt. Wer die Wirkung verstärken will, kann, statt das Knie mit der linken Hand »nur« zu halten, den linken Ellbogen an die Außenseite des rechten Knies legen. Der Arm ist dabei gebeugt und die Hand zeigt nach oben zu Decke. Die Hebelwirkung ist stärker, die Drehung intensiver. Bei Problemen in den Schultern wird die hintere Hand nicht an die Wand angelegt, sondern in den Boden bzw. auf die Decke oder einen Block gestützt.

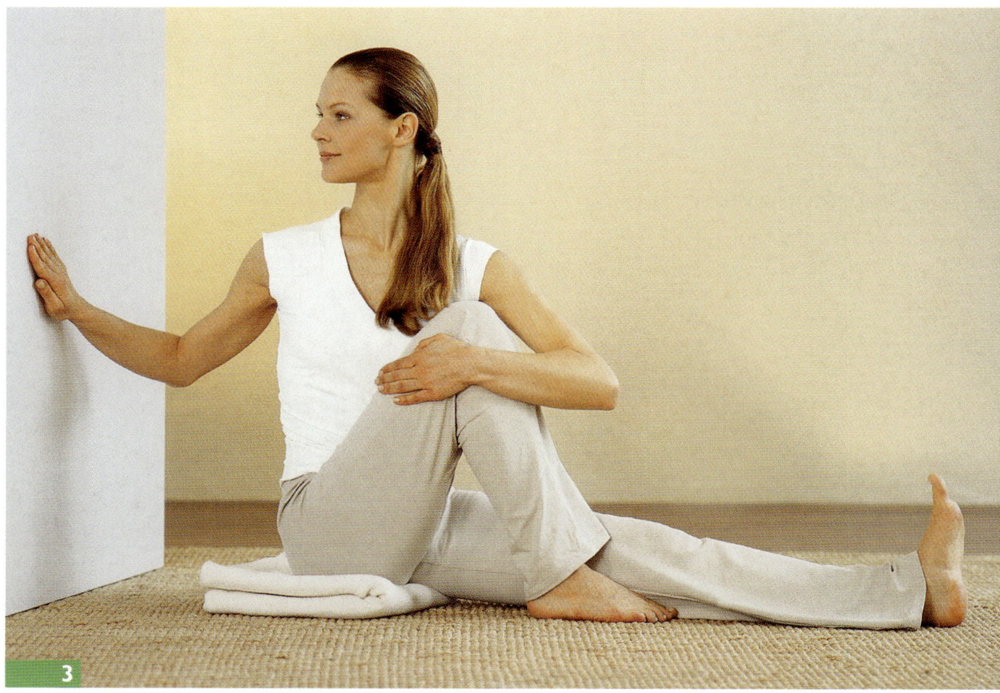

3

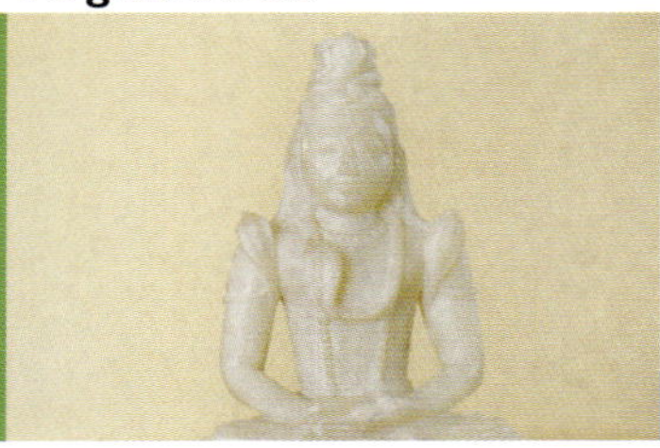

Kobra
Vorbereitung

Bhujangasana

Bhujangasana, die Schlangen- bzw. Kobrahaltung, gehört zu den Rückbeugen und ist eine der Schlüsselhaltungen im Yoga. Die Stellung des Körpers – Bauchlage und Oberkörper angehoben – gleicht einer Kobra, die sich aufrichtet. Die Pose kann in unterschiedlichen Variationen durchgeführt werden, deren gemeinsames Kennzeichen stets der Bein- und Beckenkontakt am Boden ist. Die Kobrahaltung ist für die westliche Industriebevölkerung besonders relevant, da wir gewöhnlich ständig mehr oder weniger nach vorne gebeugt sind und uns selten wirklich aufrichten, ob beim Arbeiten am Schreibtisch, bei der Hausarbeit oder bei etlichen sonstigen Sportarten. Rückbeugen setzen hier einen wichtigen und wohltuenden Gegenakzent. Außerdem ist die Kobra eine der besten Übungen zur Kräftigung der unteren Rückenmuskeln und sollte daher in keinem Übungsprogramm fehlen. Symbolisch betrachtet steht die Schlange für Regeneration und Entwicklung. Sie streift regelmäßig ihre Haut ab und zeigt uns damit, dass sie sich ständig erneuert. Uns gibt sie die Möglichkeit alte Muster, Vorstellungen und Meinungen loszulassen und neuen Standpunkten offen gegenüberzutreten.

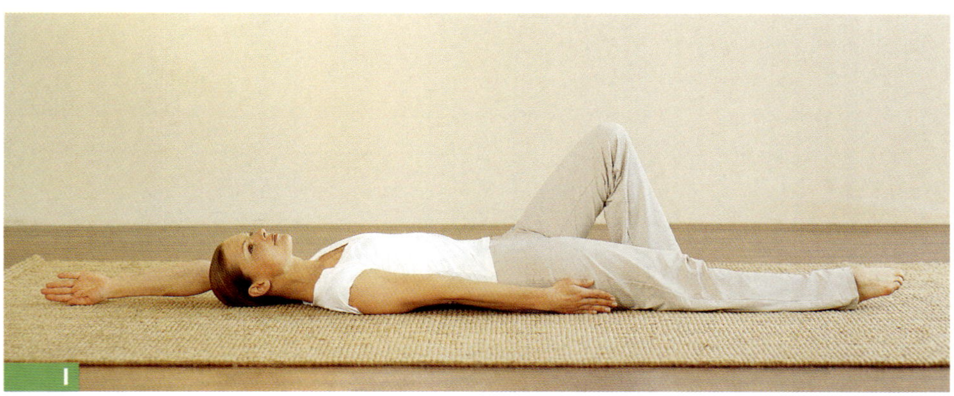

I

Wirkung

Die Kobrahaltung kräftigt die rumpfaufrichtenden Muskeln, insbesondere im unteren Bereich. Kleinere Fehlstellungen oder Verschiebungen der Wirbel können korrigiert werden. Die Vorderseite des Körpers erfährt eine intensive Dehnung, der Brustkorb wird beweglich und dadurch die Atmung vertieft. Bhujangasana ist besonders bei Flach-, Rund- und Totalrundrücken empfehlenswert.

Beachten Sie

Nicht üben bei akuten Beschwerden im unteren Rücken oder bei Entzündungen im Bauchraum. Auch Übende mit Magenbeschwerden fühlen sich in und nach der Kobrahaltung nicht sehr wohl. Aufgrund der intensiven Streckung der Bauchdecke ist Bhujangasana ebenso wenig geeignet, wenn man kürzlich eine Operation in der Bauchgegend hinter sich gebracht hat. Bluthochdruck oder chronische Kopfschmerzen können verstärkt werden.

Die Vorbereitung

I Mit Hilfe der diagonalen Dehnübung in Rückenlage verlängern wir einerseits die Wirbelsäule in zwei Richtungen, andererseits lernen wir, was es heißt unsere Flanken zu dehnen. Legen Sie sich auf den Rücken, linkes Bein aufgestellt, rechtes ausgestreckt, linker Arm nach hinten, rechter seitlich am Rumpf. Nase, Kinn, Brustbein und Schambein liegen genau in einer gedachten geraden Linie. Mit dem Ausatmen ziehen Sie nun die Wirbelsäule in beide Richtungen lang (nach unten über das Schambein, nach oben über den Hinterkopf). Erweitern Sie diese Streckung im Fluss Ihrer gleichmäßigen Atmung. Nach einigen Atemzügen die Seite wechseln.

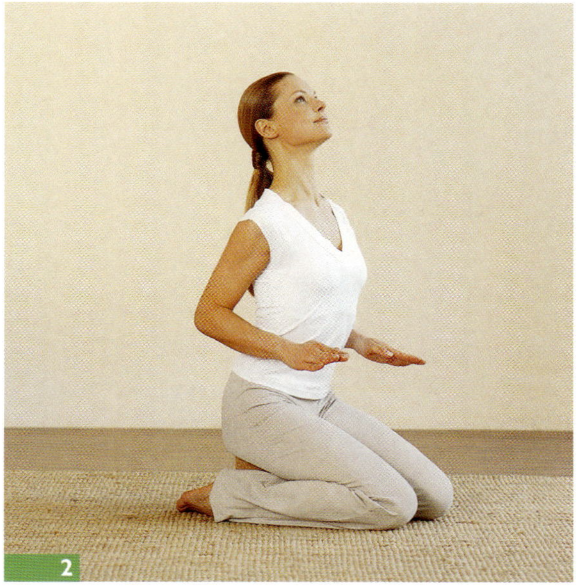

2

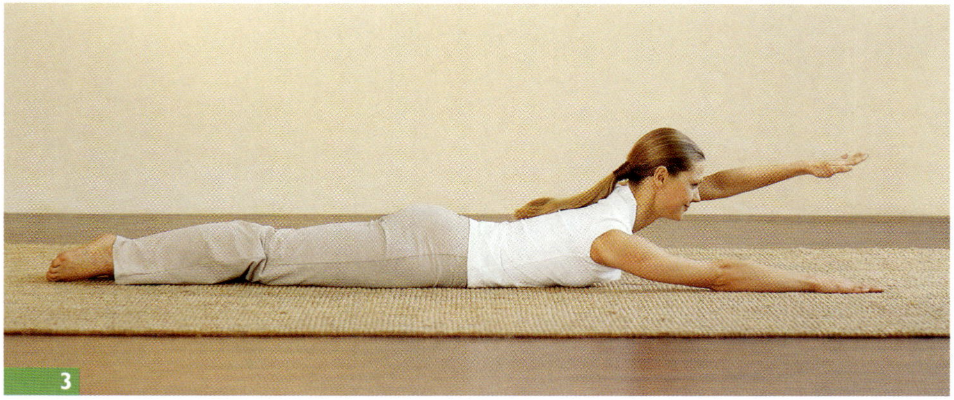

3

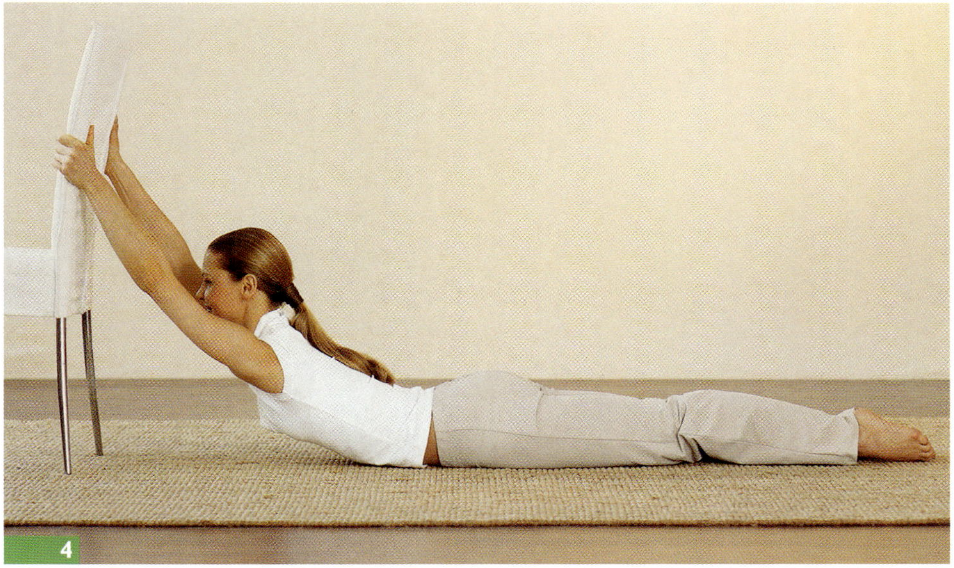

4

2 Im Fersen- oder Schneidersitz (mit Erhöhung) dehnen wir die Vorderseite unseres Rumpfes und weiten den Brustkorb. Der Rücken ist gerade, die Arme gebeugt, die Handflächen nach unten und die Ellbogen liegen eng am Rumpf. Mit der nächsten Einatmung die Ellbogen nach hinten und die Schultern nach unten ziehen, Brustkorb heben und weiten, Nacken lang und Kopf leicht nach hinten. Halten Sie dies einige Atemzüge, während jedes Einatmen die Wirbelsäule verlängert und Ihre Vorderseite mehr dehnt.

3 Mit folgender Vorübung verbessern Sie Ihre gesamte Körperlänge (vom Hinterkopf bis zu den Zehen) und finden heraus, wie weit Sie mittels der Rückenmuskeln Ihren Rumpf heben können. Legen Sie sich auf den Bauch, Beine lang gestreckt, Füße abgelegt. Arme nach vorn ausstrecken und auf dem Boden ablegen. Mit dem Einatmen Stirn, Brust und linken Arm vom Boden abheben. Nacken lang, Blick zum Boden. Der rechte Arm bleibt zwar aktiv gestreckt, hilft bei dieser Bewegung aber nicht mit. Alle Kraft kommt aus den Rückenmuskeln. Gesäß fest, Schambein in den Boden drücken. Nach einigen Atemzügen die Seite wechseln und anschließend nachspüren.

4 Eine weitere interessante Übung, die Ihnen Länge vermittelt und den Brustkorb weitet, ist diese: Legen Sie sich auf den Bauch, Gesicht zum Stuhl (etwa eine Armlänge entfernt). Beine aktiv ausstrecken, Füße ablegen. Fassen Sie die Stuhllehne seitlich und wandern Sie mit den Händen so weit nach oben, dass gerade noch die untersten Rippen Bodenkontakt haben. Die Arme durchgestreckt halten.
Weiten Sie den Brustkorb, atmen Sie ruhig und versuchen Sie sich auch nach hinten in Richtung der Füße zu verlängern. Das Schambein aktiv in den Boden drücken. Intensiver wird es, wenn Sie zusätzlich versuchen, den Stuhl etwas wegzuschieben.

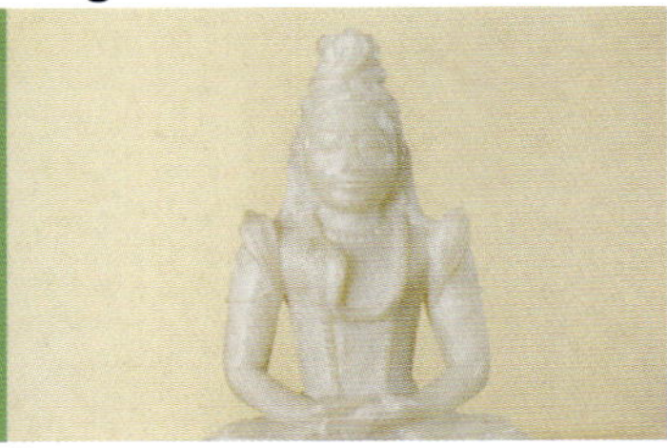

Kobra
Haltung

1 Legen Sie sich bäuchlings auf den Boden und strecken Sie Beine und Arme aus. Füße ablegen und Handflächen nach unten. Die Stirn liegt auf einem Handtuch. Atmen Sie in dieser Position zwei- bis dreimal ruhig ein und aus. Spüren Sie die Länge Ihrer Wirbelsäule.

2 Stellen Sie die Hände möglichst dicht neben dem Körper und halb unter den Schultern auf. Heben Sie die Stirn einige Zentimeter vom Boden ab. Nun spannen Sie die Beinmuskeln an, die Füße fest auf dem Fußrücken liegen lassen und die Beine ab den Hüftgelenken nach hinten verlängern. Schambein in den Boden drücken und Gesäßmuskeln fest anspannen. Schultern von den Ohren wegziehen, Schulterblätter zusammen und nach unten bewegen, Ellbogen eng am Rumpf.
Halten Sie den Nacken lang, den Hinterkopf als Verlängerung der Wirbelsäule.

3 Mit dem nächsten Einatmen aktivieren Sie die unteren Rückenmuskeln und heben den Kopf und das Brustbein nacheinander an. Heben Sie den Rumpf nur so weit, wie es allein die Rückenmuskeln bewältigen, also nicht mit den Händen helfen. Mit dem Ausatmen senken Sie den Rumpf wieder ab. Wiederholen Sie diesen Bewegungsfluss im Rhythmus Ihrer Atmung dreimal. Beim vierten Mal Einatmen verweilen Sie mit gehobenem Rumpf. Während Sie atmen, tendiert das Brustbein weiter nach vorne und oben. Die Ellbogen und Oberarme bleiben fest an den Seiten des Brustkorbes, die Schultern weit von den Ohren entfernt. Sie haben das Gefühl, als würde sich Ihr Hals verlängern. Der Blick ist schräg nach vorne/unten gerichtet, der Nacken lang. Denken Sie an die Körperlänge, welche wir mit den Vorübungen erarbeitet haben. Lassen Sie den Scheitel weit nach vorne/oben ziehen.

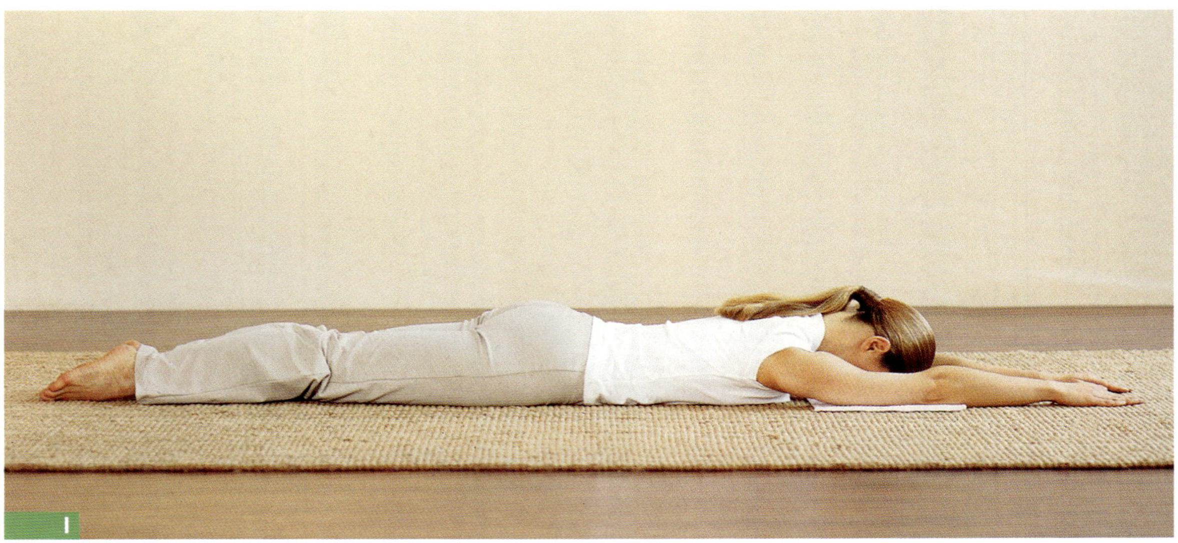

1

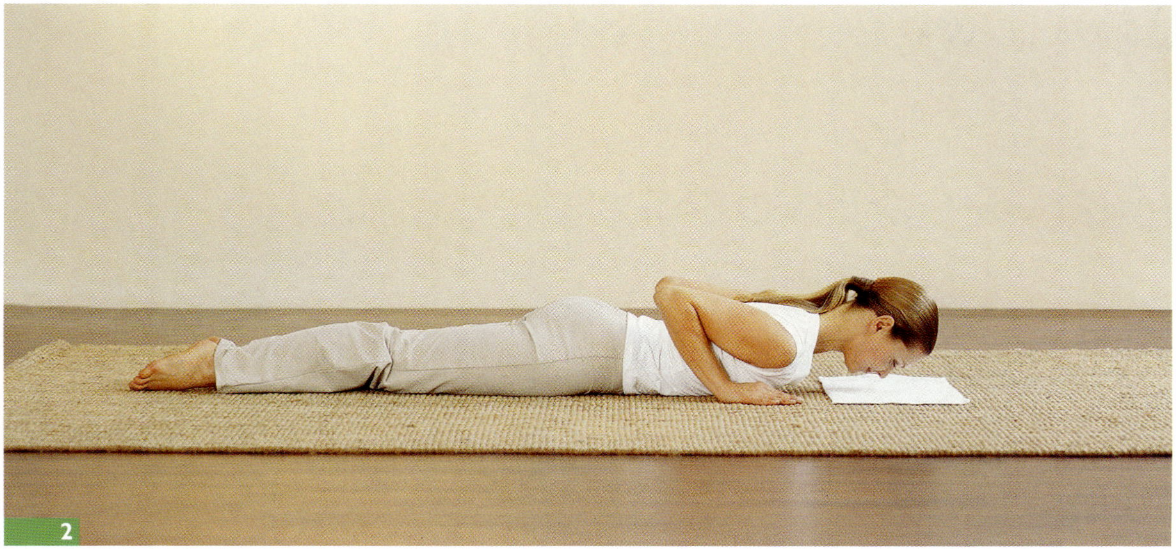
2

SO NICHT!

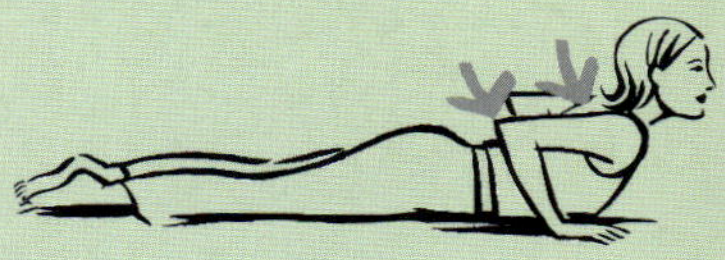

Die Wirbelsäule wird nicht aktiv gestreckt, die Ellbogen sind zu weit geöffnet und die Schultern nicht ausreichend nach unten gezogen.

Gedankliche Ausrichtung

Eine Schlange bewegt sich elegant und geschmeidig am Boden. Sie kann aber auch starr und unbeweglich bleiben. So wie eine Schlange sich regelmäßig häutet und damit ihre äußere Hülle abwirft, können auch wir uns geistig und körperlich erneuern. Werden Sie sich bewusst, wie die Erde Sie trägt, und verschmelzen Sie mental mit der Kraft und Energie des Bodens. Spüren Sie Ihr Becken als Schwerkraftzentrum und verwenden Sie diese Kraft zur Aufrichtung des Rumpfes.

Variation

Wird das Augenmerk mehr auf die Weitung des Brustkorbes statt auf die Kräftigung des unteren Rückens gelegt, können Geübte (ohne Rückenprobleme!) die Kraft der Arme hinzunehmen, um den Rumpf weiter anzuheben. Der untere Rücken bleibt dennoch aktiv. Die Arme können bis zur vollkommenen Streckung eingesetzt werden. Das Becken muss jedoch am Boden haften bleiben. Eventuell die Hände etwas weiter nach vorne am Boden platzieren.

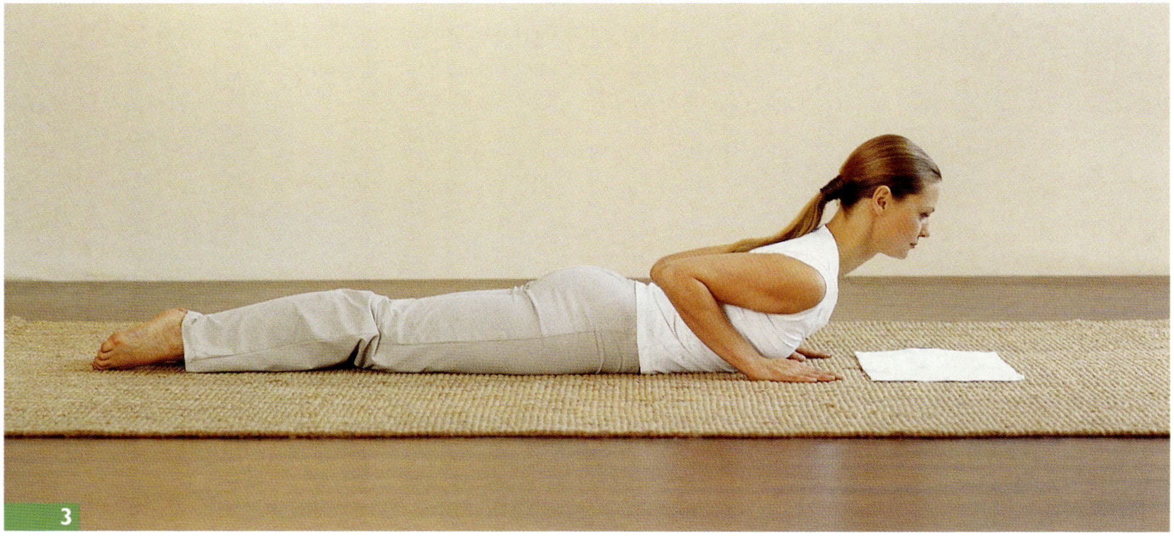
3

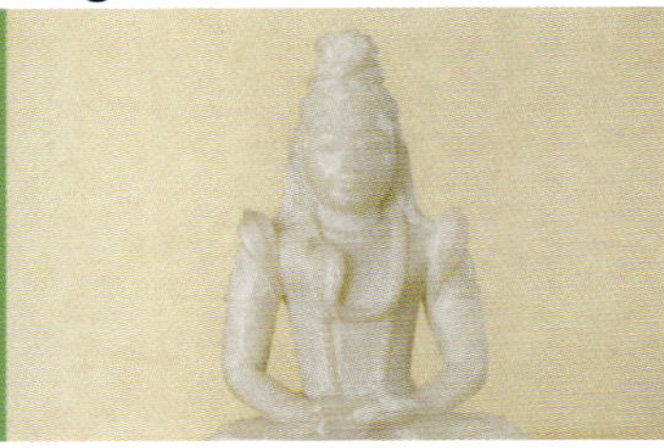

Brückenstellung
Vorbereitung

Setu Bandha Sarvangasana

Die Brückenstellung ist eine weitere Basishaltung im großen Katalog der Yogasanas. Wörtlich übersetzt heißt sie »eine Brücke bilden mit dem ganzen Körper« (Setu = Brücke, Bandha = Bildung, Sarvanga = gesamter Körper). Viele Lehrer nennen sie auch halbe Schulterbrücke. In der Brückenstellung wird dem Aspekt »Bandha« eine hohe Bedeutung zugesprochen. Der Begriff meint nämlich auch »fixieren, verschließen, schnüren«. Während wir in der Haltung verweilen, müssen wir also etwas, was auseinander zu fallen droht, zusammenhalten.
Setu Bandha Sarvangasana ist demnach auch das Sinnbild für die Verbundenheit von Körper und Geist. Und nicht nur dies. Brücken verbinden die ganze Welt, alle Völker, alle Rassen. Brücken überqueren Hindernisse und führen zueinander. Gedanken, Meinungen und unterschiedliche Weltanschauungen treffen sich und gehen respektvoll miteinander um. Bauen Sie sich Ihre Brücke und geben Sie sie frei für alle, die sie überqueren wollen.

Wirkung

Die Brücke macht Wirbelsäule und Brustkorb beweglich, sie kräftigt die Rückenstrecker (vor allem im Lendenbereich), die Muskeln des Beckenbodens und die Beine auf der Rückseite. Die Vorderseite des Körpers und die Leisten werden gedehnt. Aufgrund der Weitung des Brustkorbes und der Aktivierung des Zwerchfells bei der Atmung wird die Atemqualität erhöht.
Wie wir bereits wissen, trägt eine bewegliche Wirbelsäule auch zu einem gut funktionierenden Nervensystem bei. Auf psychischer Ebene stärkt die Haltung das Selbstvertrauen, die Beziehung zur Realität wird gefördert. Man erkennt das tragende Element tief in sich selbst.

Beachten Sie

Üben Sie nicht bei Problemen in der Halswirbelsäule, bei stark erhöhtem Blutdruck, Tinnitus oder der Neigung zu Schwindelanfällen. Seien Sie bei der Ausführung behutsam, wenn Sie zu Beinkrämpfen neigen. Bei manchen Übenden geschieht dies vor allem in der rückwärtigen Oberschenkelmuskulatur. In diesem Fall die Brücke nicht so intensiv ausführen bzw. kürzer halten. Bei stechenden Schmerzen in den Kniegelenken nehmen Sie Füße und Knie etwas weiter auseinander. Wer unter chronischen Magenproblemen leidet, führt die Übung nur andeutungsweise aus.

Die Vorbereitung

1 Mit dem so genannten Jalandhara-bandha, dem Kehlverschluss, verlängert sich der Nacken, Brustbein und Kinn kommen sich näher. Eine gute Vorübung,

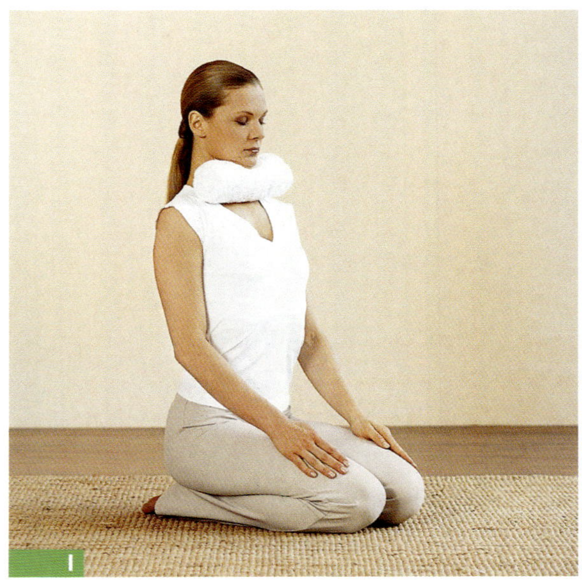

1

um ein Gefühl für die Ausrichtung dieses Bereiches zu bekommen. Sitzen Sie in Virasana (Seite 29), Rücken gerade, Kopf neutrale Position. Verlängern Sie den Nacken und auch den Hals auf der Vorderseite. Das gerollte Handtuch unter das Kinn legen, Brustbein heben, Kopf senken, Schultern entspannen. Der Hals bleibt weich. Nicht mit Gewalt das Kinn nach unten drücken. Jedes Einatmen hebt sanft das Brustbein weiter an. Augen schließen und einige Atemzüge halten.

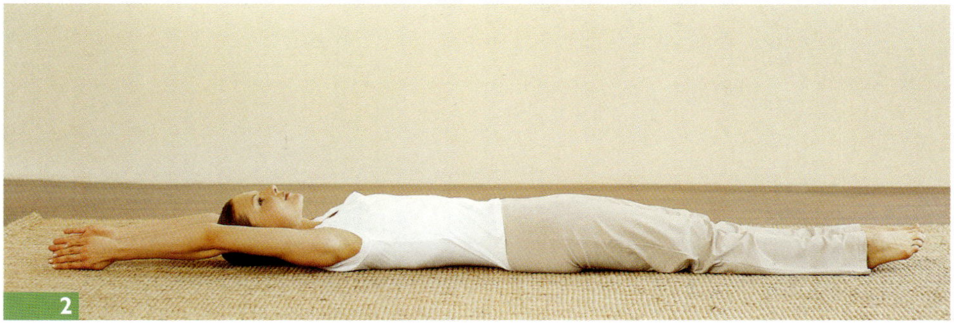

2 Eine ähnlich Vorübung kennen Sie bereits von den Seiten 42 bzw. 72. Lernen Sie hier sich perfekt gerade auszurichten und Länge im Körper aufzubauen. Liegen Sie auf dem Rücken, Beine ablegen. Nase, Kinn, Brustbein, Schambein und den Zwischenraum der Füße genau in einer Linie. Dann Arme nach hinten ablegen und den ganzen Körper lang ziehen. Fühlen Sie vollkommene Gleichheit beider Körperhälften. Einige Atemzüge halten.

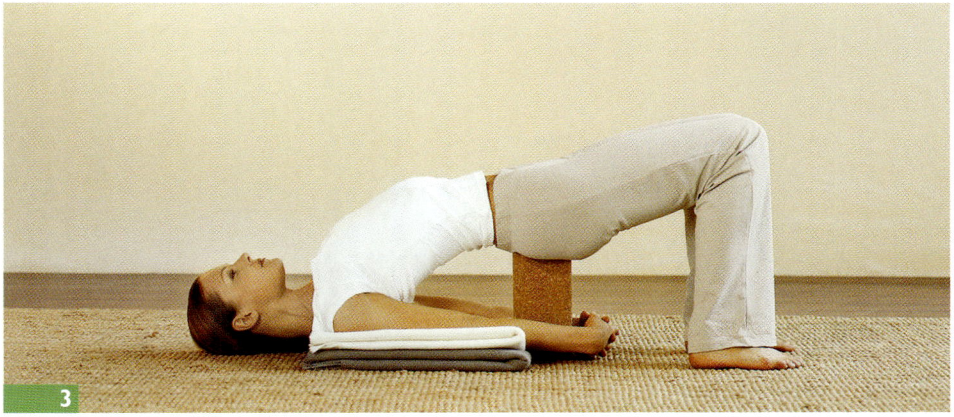

3 In Rückenlage (Decken unter den Schulterblättern, Kopf auf dem Boden) die Füße hüftbreit aufstellen, Fersen genau unter den Knien platzieren. Mit dem Einatmen das Becken weit heben und einen Block aufrecht stehend unter das Kreuzbein (zwischen Steißbein und Lendenwirbelsäule) stellen. Arme lang und Finger hinter dem Rücken verzahnen. Handgelenke auseinander ziehen. Nun die Schultern rückwärts eng zusammen nehmen. Das Gewicht des Rumpfes lastet jetzt auf den Schultern und nicht mehr auf dem oberen Teil der Brustwirbelsäule. Nacken lang und das Brustbein weiter zum Kinn heben (nicht umgekehrt). Knie nicht nach außen fallen lassen. Der Brustkorb dehnt sich in alle Richtungen. Einige Atemzüge halten.

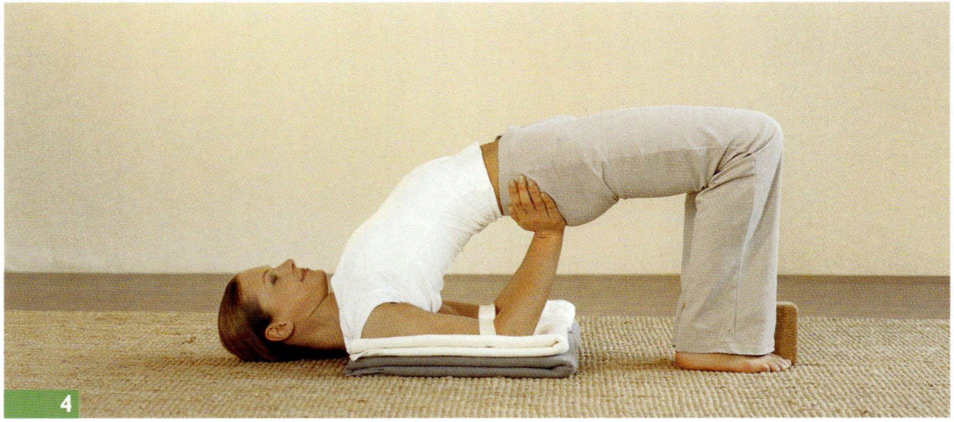

4 Stellen Sie die Schlinge eines Gurtes schulterbreit ein. In Rückenlage die Füße aufstellen, Fersen genau unter den Knien. Einen Block zwischen die Füße stellen und diesen mit den Innenfersen und Zehenballen fixieren. Becken heben und die Gurtschlinge knapp oberhalb der Ellbogengelenke um die Oberarme binden. Hände im Becken stützen, Unterarme stehen senkrecht. Hierbei entsteht Spannung im Gurt. Knie nicht nach außen fallen lassen. Nun den Nacken lang machen und dennoch entspannen, Schultern rückwärts zusammenziehen, Brustbein Richtung Kinn heben (nicht das Kinn zum Brustbein bewegen). Brustkorb in alle Richtungen weiten und die Dehnung der gesamten Körpervorderseite wahrnehmen. Einige Zeit ruhig in den Bauch atmen.

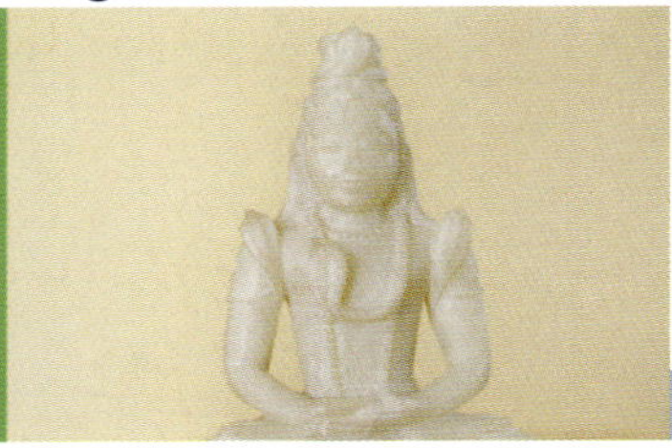

Brückenstellung
Haltung

1 Legen Sie sich auf den Rücken und platzieren Sie Ihren Körper wie bei den Vorübungen. Füße und Knie parallel und hüftbreit aufstellen, die ganze Fußsohle hat festen Kontakt mit dem Boden. Nacken lang, Hals entspannen. Die Arme neben dem Rumpf ablegen.

2 Mit dem nächsten Ausatmen heben Sie das Becken kontrolliert so weit an, bis Rumpf und Oberschenkel eine gerade Linie bilden.

3 Nun die Finger verzahnen wie in Vorübung 3. Handgelenke auseinander ziehen, Arme vollkommen durchstrecken. Bringen Sie die Schultern hinten eng zusammen. Es ist wichtig, dass Sie sich symmetrisch ausrichten. Mit dem nächsten Einatmen heben Sie das Brustbein weiter an und schieben es in Richtung des Kinns. Der Nacken bleibt lang am Boden liegen, der Hals entspannt. Achten Sie darauf, dass das Rumpfgewicht nicht auf der Halswirbelsäule, sondern auf den Schultern lastet. Kontrahieren Sie Gesäß und Beckenboden kraftvoll und schieben Sie, entgegengesetzt zur Bewegung des Brustbeins, die Kniescheiben weg, als würden sich Ihre Oberschenkel verlängern wollen. Die Fußsohlen sind gleichmäßig mit der Erde verankert.
Atmen Sie fließend und halten Sie die Position solange Sie sich wohlfühlen. Anschließend vom Nacken beginnend Wirbel für Wirbel am Boden ablegen und in der Kindeshaltung (Seite 37) nachspüren und ruhen. Anfangs wird man sein Becken weniger hoch heben können und die Position kürzer halten. Durch regelmäßiges Üben kräftigt man aber alle Hebemuskeln, die Wirbelsäule und der Brustkorb werden flexibler. Nehmen Sie Veränderungen diesbezüglich bewusst war.

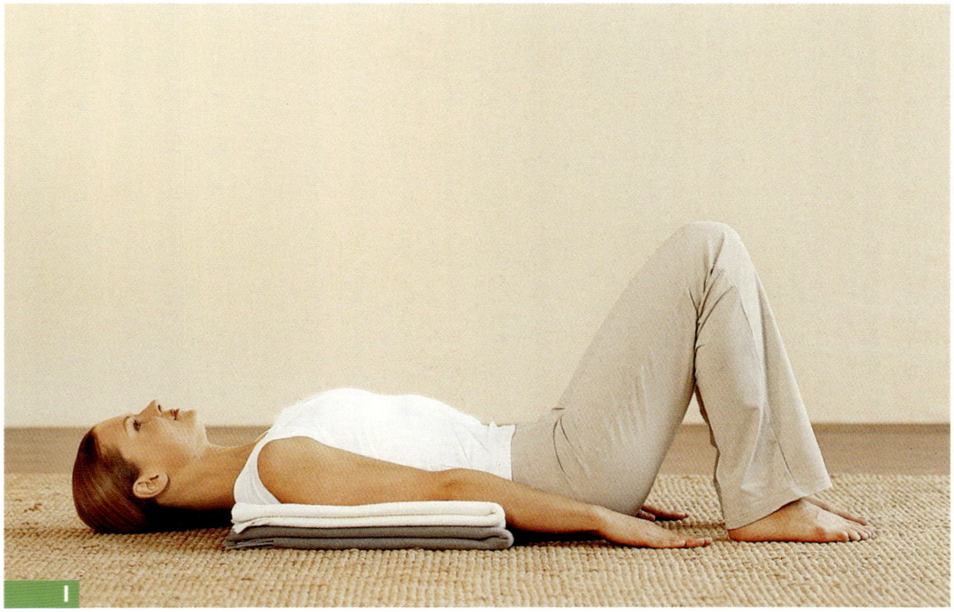
1

Gedankliche Ausrichtung

Spüren Sie die Zugkräfte, welche Ihren Körper verspannen und ihm in dieser Haltung Stabilität verleihen. Mit der Weitung Ihres Brustkorbes öffnet sich Ihr Herz. Hieraus entspringt Liebe und Mitgefühl sich selbst als auch anderen gegenüber. Eine gleichmäßige, natürliche und dennoch aktive Bauchatmung entspannt Schultern und Nacken. Nehmen Sie die Bewegungen des Bauchnabels wahr. Beim Einatmen wird er sich heben, beim Ausatmen tief sinken.

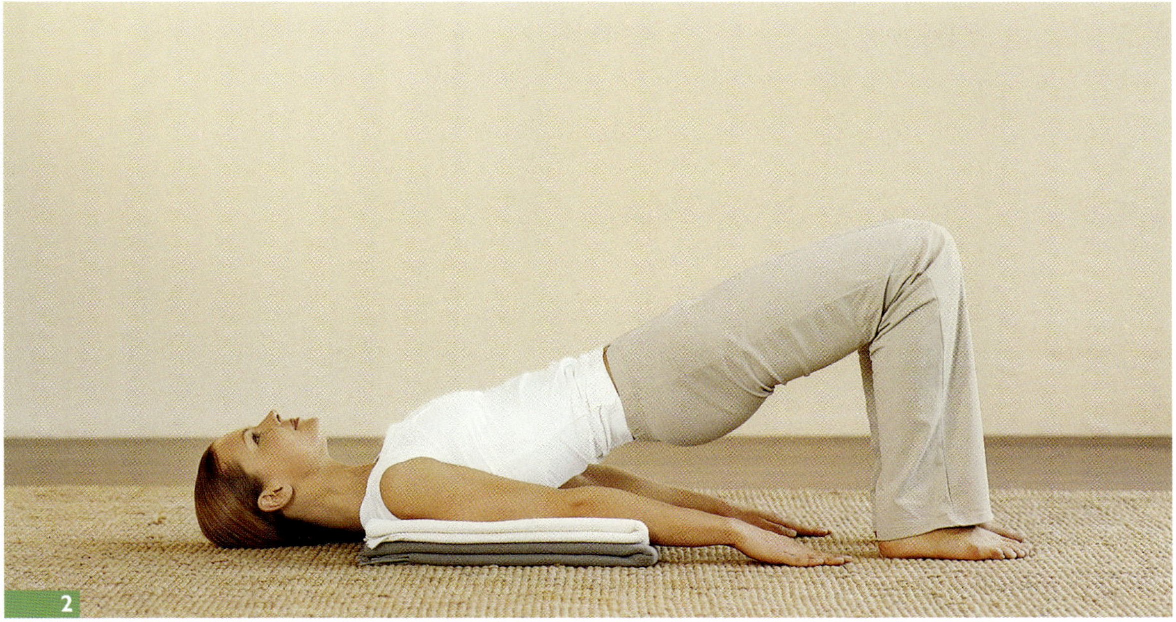
2

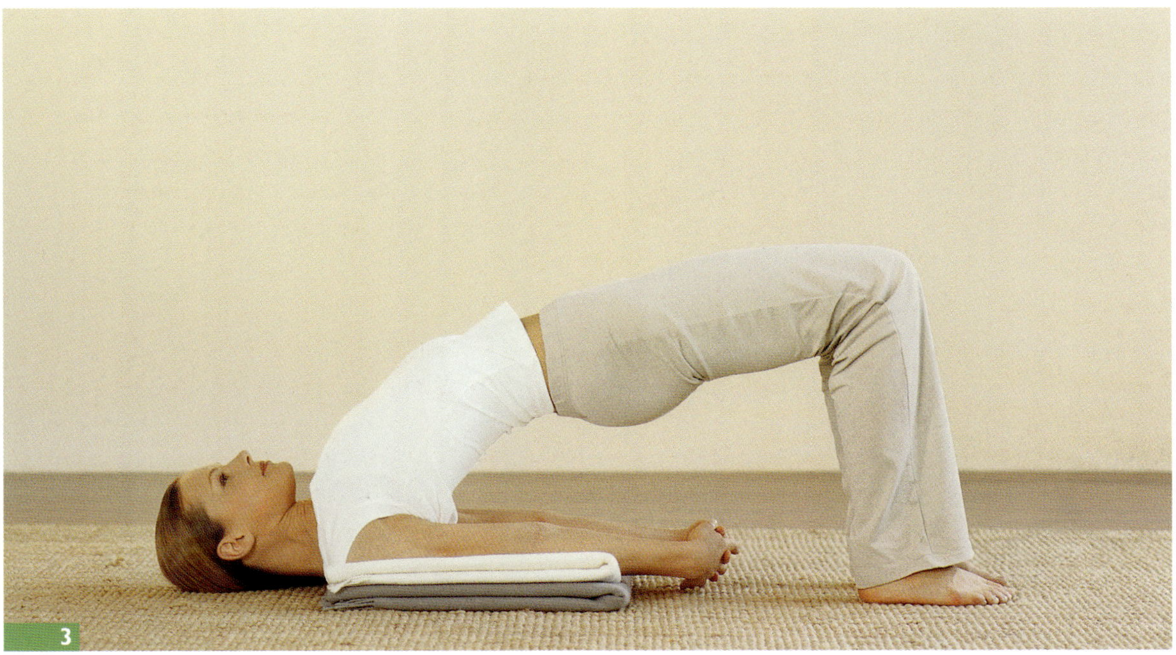
3

SO NICHT!

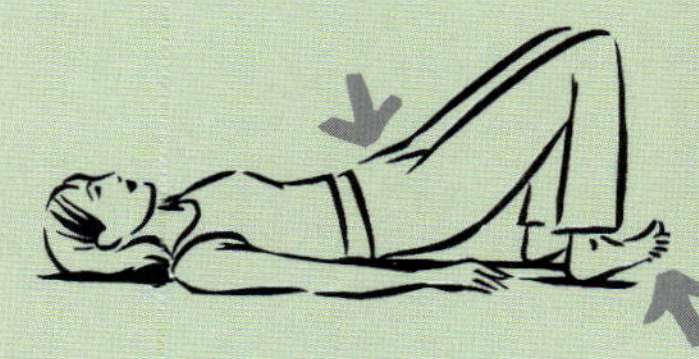

Das Becken ist nicht weit genug angehoben und die Füße sind nicht vollflächig am Boden aufgestellt.

Variation

Gestalten Sie den Dehn- und Rückbeugeaspekt von Setu Bandha Sarvangasana wesentlich intensiver, indem Sie mit den Händen das Becken stützen (Vorübung 4), das rechte Bein zum Boden ausstrecken und einige Atemzüge halten. Anschließend wieder aufstellen und mit dem linken Bein wiederholen. Weit Fortgeschrittene strecken beide Beine gleichzeitig aus. Oder Sie strecken ein Bein senkrecht nach oben zur Decke. Kippen Sie nicht mit der anderen Hüfte nach unten. Bleiben Sie stabil.

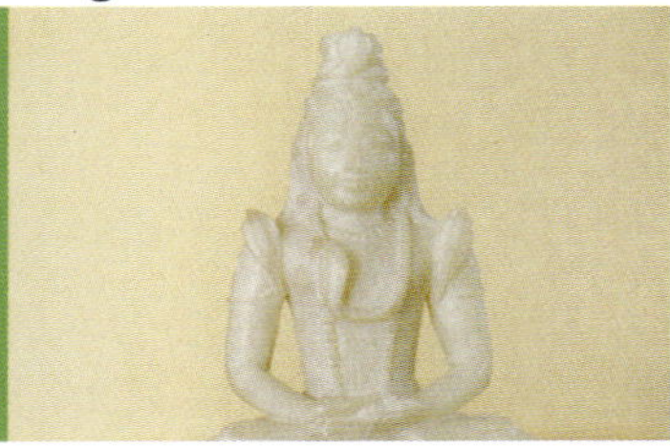

Planke Vorbereitung

Phalagasana

Die Plankenhaltung hat in der Yoga-Terminologie keine einheitliche Bezeichnung. Viele nennen sie auch Brett- oder Tischhaltung, einige verwenden den Begriff Caturanga Dandasana, was so viel wie »Stockhaltung auf allen vier Gliedmaßen« bedeutet. Bei der Plankenposition soll man von Kopf bis Fuß steif wie ein Brett bleiben. Wenn man überlegt, dass Bretter, Planken und auch Tische aus Holz sind, haben alle Namen ihre Berechtigung. Schließlich sind wir doch Yogis – und Yogis halten nicht krampfhaft an weltlichen Dingen fest, auch nicht an Begriffen. Phalagasana hat große Ähnlichkeit mit dem im Westen bekannten Liegestütz. Vor allem die Variation auf Seite 82, welche übrigens der echten Caturanga Dandasana entspricht, ist eine beliebte Yoga-Haltung des männlichen Geschlechts, da man kräftige Arme und Schultern braucht, um sie korrekt auszuführen.

Wirkung

Die Plankenhaltung vitalisiert den ganzen Organismus und regt den Kreislauf an. Sie kräftigt in besonderem Maße die Haltemuskulatur des Rumpfes (Bauch und Rücken) und die Muskeln der Arme, des Schultergürtels und der Beine. Die Handgelenke werden flexibel und stark, die handgelenkbeugende Muskulatur in den Unterarmen gedehnt. Da die Bauch- und Beckenbodenmuskeln sehr aktiv sind, wirkt sich die Haltung auch positiv auf die Verdauung aus.

Phalagasana erweitert das Durchhaltevermögen und stärkt das Selbstbewusstsein. Weiterhin verbessert sie die symmetrische Körperspannung und die Körperausrichtung, was sich wiederum günstig auf weiterführende Yogasanas auswirkt.

Beachten Sie

Wen gerade Entzündungen in den Hand-, Ellbogen- bzw. Schultergelenken plagen, der sollte diese Haltung nicht üben. Auch bei erst kürzlich verheilten Brüchen in genannten Bereichen muss sehr behutsam geübt werden. Hören Sie auf Ihren Körper! Wer nach einer Infektionskrankheit bzw. Grippe noch geschwächt ist, wird wahrscheinlich freiwillig auf diese Haltung verzichten, da sie ziemlich anstrengend ist und eine Menge Energie verbraucht, die der Körper zur vollen Genesung benötigt.

Die Vorbereitung

I Mit der ersten Vorbereitung dehnen wir unsere Handgelenke und dies ist wichtig für beschwerdefreies Üben. Knien Sie auf dem Boden und strecken Sie den rechten Arm nach vorn aus, die Finger zeigen zur Decke. Legen Sie die linke Hand von oben über die

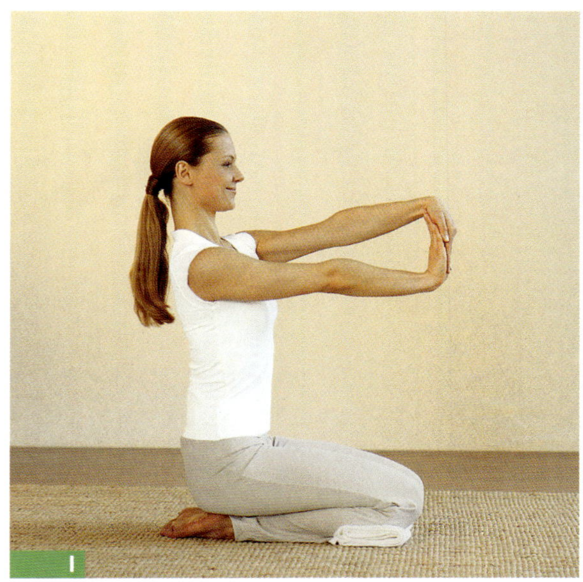

rechte und dehnen Sie die Hand in Richtung Unterarm. Die Innenseite des rechten Ellbogens zeigt dabei nach oben. Etwa 20 Sekunden halten und dann die Seite wechseln.

2 Mit dieser Vorbereitung lernen Sie eine korrekte Ausrichtung der Schultern und der Wirbelsäule. Im Vierfüßlerstand sind die Finger gespreizt, die Knie genau unter den Hüftgelenken und die Hände unter den Schultern platziert. Versuchen Sie die Wirbelsäule in Ihre neutrale Doppel-S-Krümmung zu bringen, Nacken lang, Blick zum Boden. Ziehen Sie mit dem Ausatmen die Schultern von den Ohren weg und lassen Sie die Schulterblätter aktiv nach unten in die »Hosentaschen« sinken. Becken- und Wirbelsäulenposition verändern sich nicht. Einatmen und etwas lösen. Diese Bewegung mehrere Male wiederholen.

3 Bei der dritten Vorübung integrieren wir die Aktivität der Beine. Nehmen Sie die gleiche Position wie bei Übung 2 ein und achten Sie wieder auf die bereits geübten Einzelheiten (neutrale Wirbelsäulenstellung, Schultern von den Ohren weg, Schulterblätter in die »Hosentaschen«, Nacken lang halten). Während Sie ausatmen, aktivieren Sie die Muskeln des Beckenbodens und schieben dann das rechte Bein lang nach hinten. Lassen Sie diese Bewegung bewusst im Becken beginnen, über die Länge des Beines weiterziehen und erst in den Zehenspitzen enden. Die rechte Hüftseite nicht abkippen lassen. Mit dem Einatmen das Bein anziehen. Dreimal wiederholen. Beim vierten Mal einige Atemzüge halten und das Bein wachsen lassen. Anschließend die Seite wechseln.

4 In diesem Vorbereitungsschritt arbeiten wir an der korrekten Ausrichtung des Beckens. Gleichzeitig kann diese Übung bereits Ihre »persönliche Endhaltung« darstellen. Entscheiden Sie selbst. Aus dem Vierfüßlerstand heraus wandern Sie mit den Händen gleichmäßig so weit nach vorne, bis Oberschenkel, Becken und Rumpf eine gerade Linie bilden. Währenddessen sind die Beckenbodenmuskeln angespannt. Nun sind Sie in der »Planke mit abgelegten Knien«. Ziehen Sie jetzt das Schambein nach vorne/oben, indem Sie das Becken aktiv aufrichten. Kein Hohlkreuz oder Rundrücken machen. Alle die Schultern betreffenden Anweisungen aus den vorhergehenden Übungen beachten. Nach einigen Atemzügen ausruhen und wiederholen.

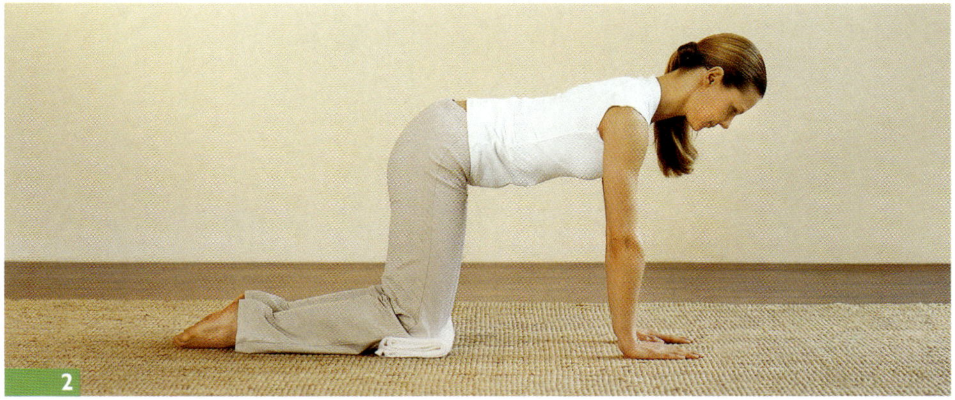
2

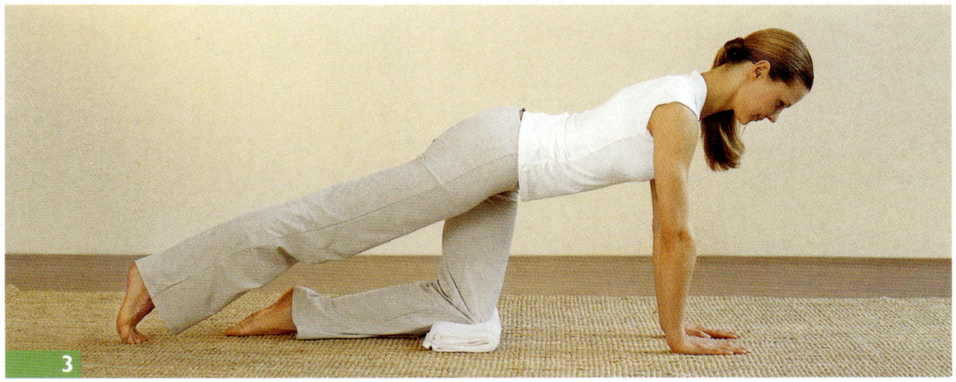
3

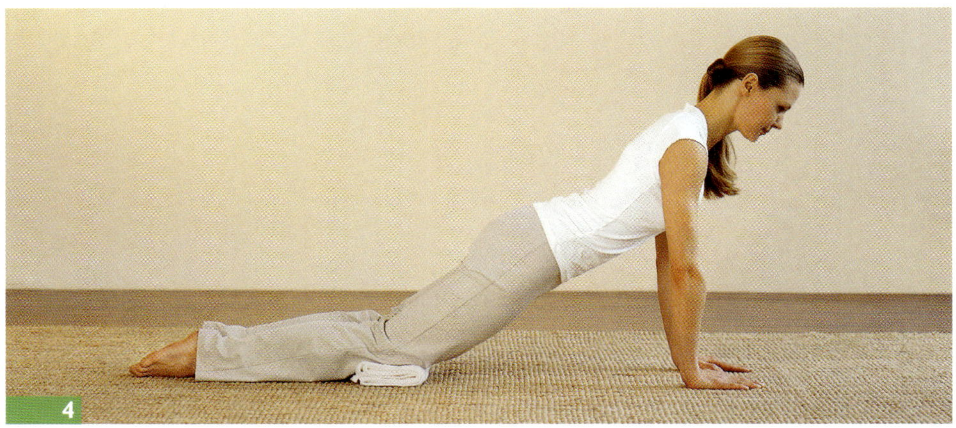
4

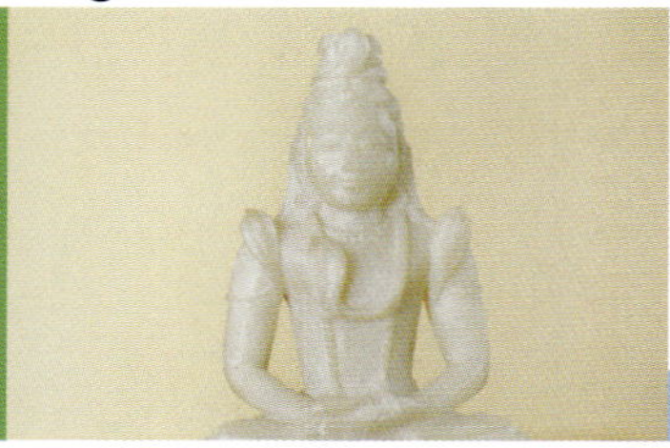

Planke
Haltung

1 In einem korrekt ausgerichteten Vierfüßlerstand sind die Knie genau senkrecht unter den Hüftgelenken und die Hände in einer Linie mit den Schultergelenken am Boden platziert (siehe Vorübung 2). Spreizen Sie die Finger und versuchen, dass jeder Quadratmillimeter Ihrer Handflächen den Boden berührt. Das Körpergewicht lastet gleichmäßig auf »allen Vieren«. Halten Sie den Nacken lang und den Hinterkopf in Verlängerung des Rückens. Ziehen Sie die Schultern von den Ohren weg, sodass Sie das Gefühl haben, als wolle sich der Hals verlängern.

2 Ohne die Ausrichtung des Rumpfes, des Kopfes und der Arme zu verändern, strecken Sie ein Bein nach hinten und stellen den Fuß auf den Zehenballen auf. Dieses Bein hat bereits Spannung durch die Muskeln über die gesamte Länge.

3 Drücken Sie nun beide Hände fest in den Boden, atmen Sie aus und strecken Sie das zweite Bein nach hinten. Setzen Sie dessen Fuß genau neben den ersten. Wenn Ihre Ellbogengelenke zur Überstreckung neigen, beugen Sie diese ein klein wenig, sodass sie gerade sind. Ansonsten strecken Sie die Arme kraftvoll durch und stemmen sie fest in den Boden. Dadurch hebt sich der Rumpf einige Zentimeter weiter vom Boden ab. Entfernen Sie die Schultern von den Ohren, die Schulterblätter ziehen nach unten in Richtung Gesäßmuskeln. Ihre Wirbelsäule muss gerade bleiben. Der ganze Körper ist steif wie ein Brett, die Hüfte darf nicht durchhängen und der Rücken darf auch keinen Buckel haben. Kontrahieren Sie die Muskeln des Beckenbodens und ziehen Sie das Schambein nach vorne Richtung Bauchnabel – dies ist oft hilfreich für eine korrekte Ausrichtung des Beckens. Verlängern Sie die Wirbelsäule über den Nacken in die eine Richtung und über das Steißbein in die andere. Die Beinmuskeln sind fest angespannt, die Kniescheiben haften fest an den Kniegelenken. Verweilen Sie so einige Atemzüge.
Um die Haltung zu verlassen, senken Sie die Knie gleichmäßig zum Boden ab und spüren im Fersensitz nach.

Gedankliche Ausrichtung

Stellen Sie sich vor, wie sich Ihre Muskeln – ähnlich einem Kompressionsverband – fest um die Oberschenkelknochen wickeln. Der ganze Körper bildet eine kraftvolle, gerade Linie, welche durch einen fließenden Atem unterstützt wird. Die Muskeln auf der Vorderseite und auf der Rückseite des Körpers sind symmetrisch aktiv.

Variation

Aus der Plankenstellung heraus können Sie zu Caturanga Dandasana übergehen. Hierzu senken Sie den gesamten Körper mit seiner innewohnenden Spannung nach unten ab, bis er einige Zentimeter parallel über dem Boden »schwebt«. Halten Sie die gebeugten Ellbogen eng an den Seiten des Rumpfes und ziehen Sie die Schultern von den Ohren weit weg. In dieser Position berührt die Nasenspitze fast den Boden.
Wem diese Variante zu schwer ist, der entschärft sie etwas, in dem er beide Knie am Boden ablegt.
Üben Sie kontinuierlich und Sie werden merken, wie stark Sie mit der Zeit werden. Zählen Sie ihre Atemzüge und versuchen Sie jeden Monat die Position einen tiefen und ruhigen Atemzug länger zu halten.

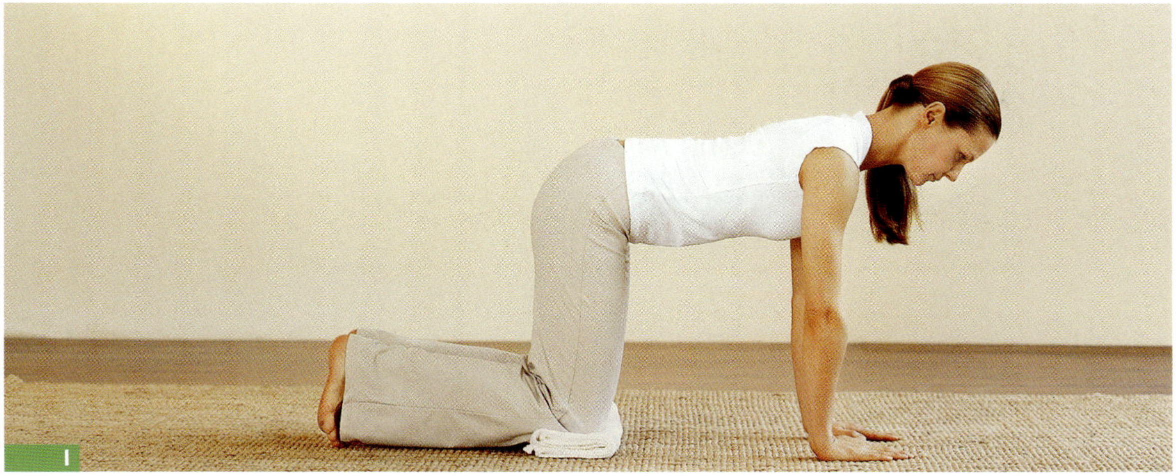

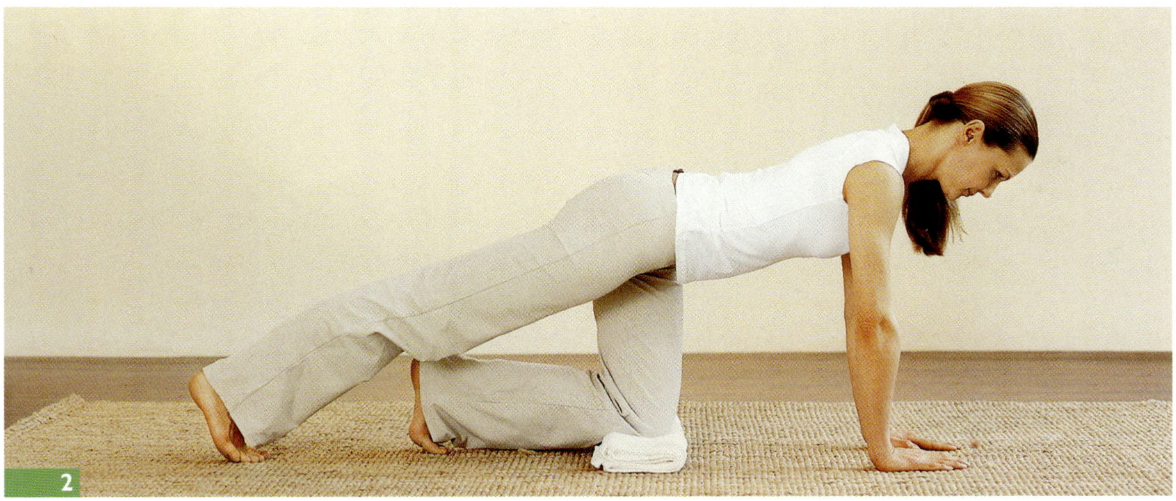

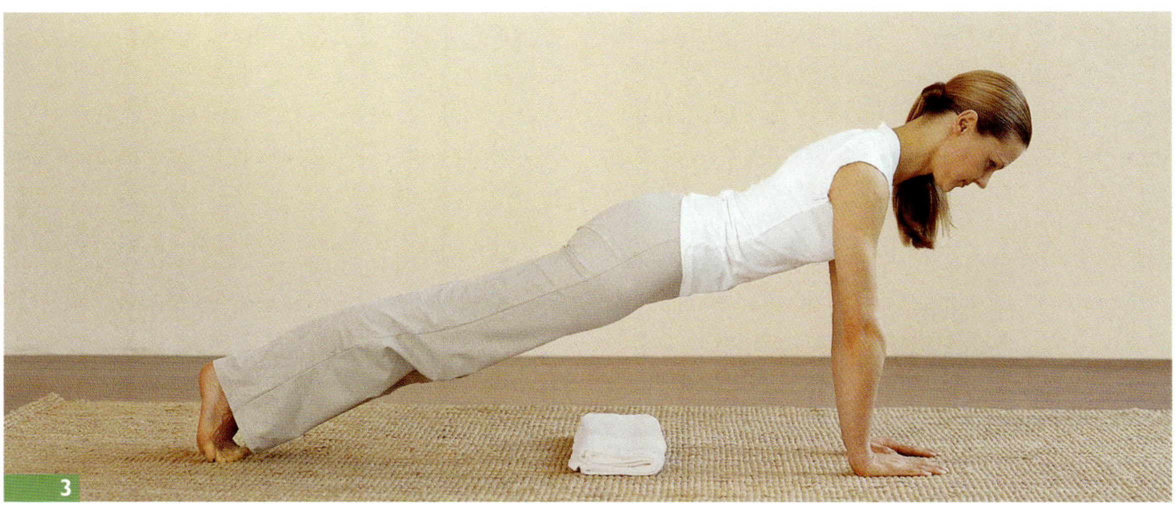

SO NICHT!

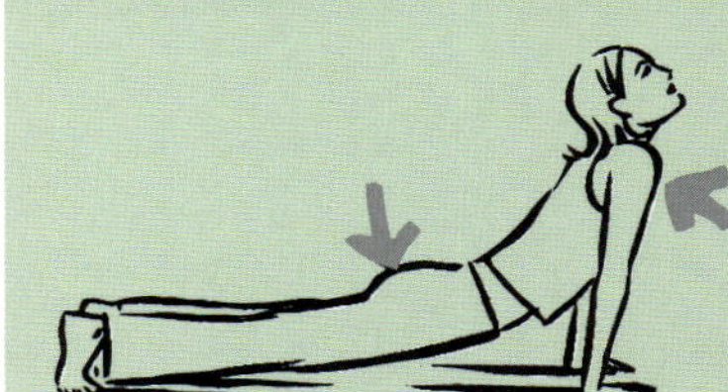

Das Becken hängt durch und die Schultern kleben an den Ohren. Durch das angehobene Kinn ist der Nacken verspannt.

Chillout – Übungen zum Ausklang

Die Welt auf den Kopf stellen und neue Blickwinkel erfahren

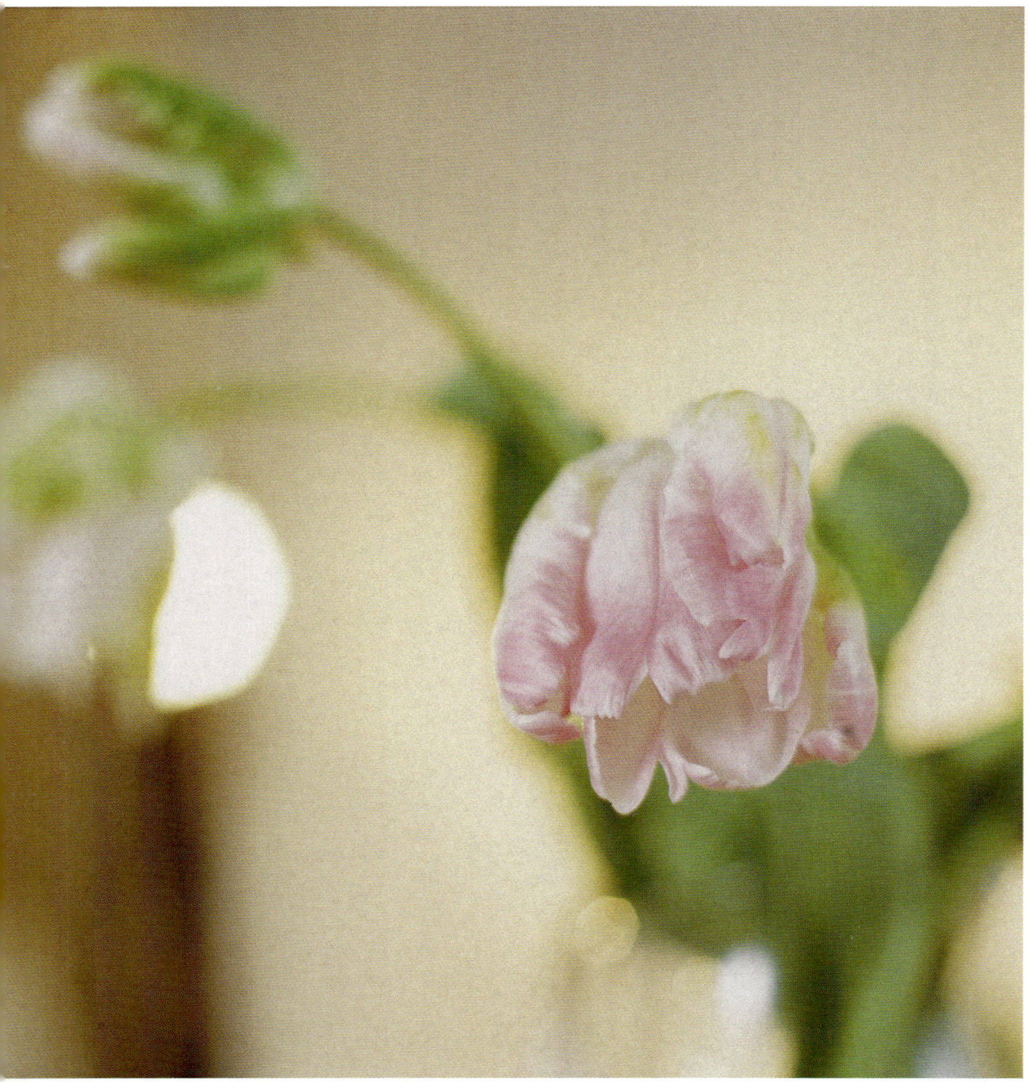

Die nachstehenden zwei Übungen haben wir bewusst in den ausklingenden Praxisteil gelegt. Sie gehören zu den Umkehrhaltungen, die traditionell am Ende einer Übungssequenz praktiziert werden. Allgemeines Kennzeichen aller Umkehrposen ist, dass der Kopf in eine Position gebracht wird, die tiefer als das Becken ist. Die Beine zeigen meist zur Decke.

Wegen ihrer gesundheitsfördernden Wirkung werden Umkehrhaltungen als sehr wichtig angesehen. Sinkstoffe – vor allem venöses Blut und Lymphflüssigkeit – werden in Richtung Kopf gezogen und revitalisieren dadurch Körper und Geist. Bei einigen Menschen können sich sogar das Seh- und Hörvermögen und die Schilddrüsenfunktion verbessern. Da die Bauchorgane in umgekehrter Körperposition auf dem Zwerchfell lagern, wird dieses angeregt stärker zu arbeiten. Regelmäßiges Üben stärkt es langfristig, weswegen in Maßen geübte Umkehrhaltungen auch für Asthmatiker gut sind. Neben weiteren positiven physischen Effekten, wird auch unser Geist geschult. Man lernt, die gewohnte Umgebung aus einem anderem Blickwinkel heraus zu betrachten.

Beachten Sie

Bei stark übergewichtigen Menschen kann die Umkehrung der Körpermasse Unwohlsein hervorrufen. Bei degenerativen Erscheinungen der Wirbelsäule, insbesondere der Halswirbelsäule auf beide Haltungen verzichten. Gleiches gilt für Personen mit ernsthaften Kreislauferkrankungen und Bluthochdruck.

Halber Schulterstand und halber Pflug

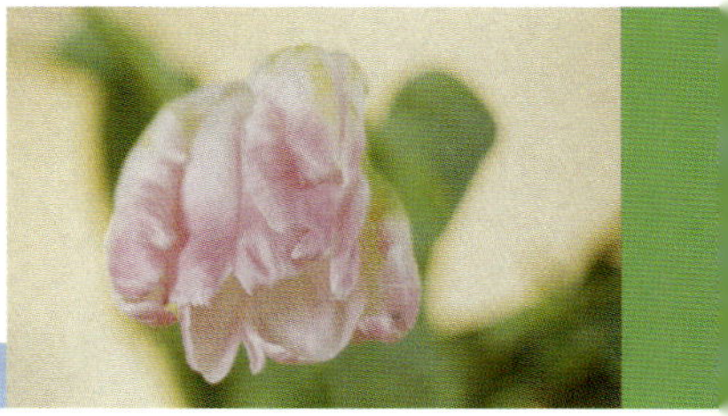

Übung 1

1 Für den halben Schulterstand legen Sie sich mit dem Rücken auf eine mehrfach gefaltete Decke, der Kopf liegt am Boden. Gesäß so nahe wie möglich an der Wand platzieren, Beine nach oben an die Wand lehnen. Winkeln Sie dann die Beine an, Fußsohlen an der Wand abstützen und das Becken wegdrücken. Stützen Sie den Rücken mit den Händen ab. Achten Sie darauf, dass die Ellbogen und Schultern auf der Decke liegen, der Kopf gerade auf dem Boden liegt, der Nacken entspannt bleibt und das Gewicht auf dem Schultergürtel und nicht auf der Halswirbelsäule lastet. Versuchen Sie, unter Mithilfe der stützenden Arme, das Becken nach oben zur Decke zu ziehen, bzw. unter Mithilfe der gegen die Wand drückenden Füße das Gesäß weiter von der Wand wegzudrücken. Einige Atemzüge halten und das Becken wieder absenken.

Übung 2

2 Für den halben Pflug legen Sie sich mit dem Rücken auf eine mehrfach gefaltete Decke, der Kopf befindet sich unter der Sitzfläche des Stuhls und liegt auf dem Boden. Mit etwas Schwung und der Kraft der Bauchmuskeln heben Sie das Becken an und stützen den Rücken mit den Händen. Legen Sie anschließend die Oberschenkel auf der Sitzfläche ab, lösen Sie die Hände vom Rücken und legen Sie die Arme locker auf den Boden. In der Endposition befindet sich das Becken über den Schultern, der Rücken steht senkrecht zum Boden, das Körpergewicht lastet auf dem Schultergürtel. Je nach »Anatomie« Ihres Stuhles, kann es sein, dass Sie sich wohler fühlen, wenn die Sitzfläche mit einer gefalteten Decke erhöht wird. Bleiben Sie bis zu einigen Minuten in dieser Haltung, schließen Sie die Augen, atmen Sie ruhig, entspannen Sie Gesicht und Hals.

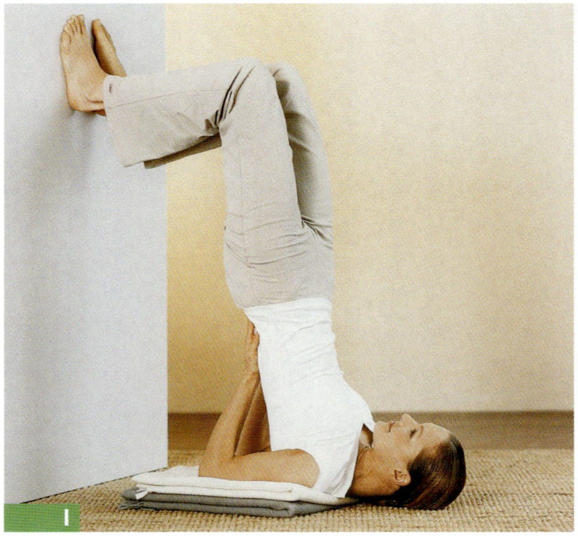

1

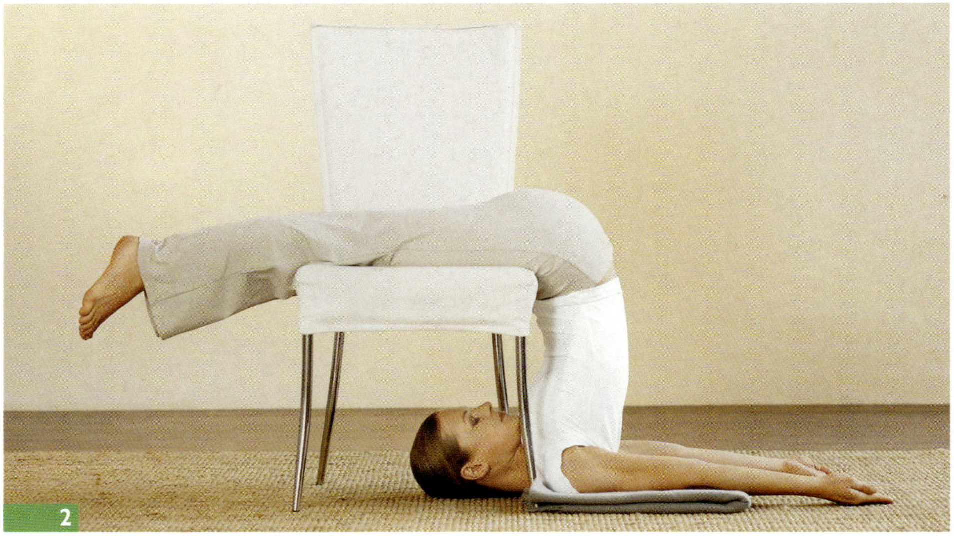

2

Relax – meine Ruhe finden

Entspannung ist Ende und Neuanfang zugleich

Entspannung ist eindeutig das Gegenteil von Anspannung bzw. Verspannung. Hauptursache von Anspannungen ist Disstress (»schlechter« Stress) in all seinen Facetten. 80 Prozent aller Krankheiten werden durch diesen Stress verursacht. Im Rahmen dieses Buches ist es nicht möglich vollends auf das Thema einzugehen. Aber stellen Sie sich Folgendes vor: Die körperlichen und geistigen Knoten, die sich im Fluss unseres Lebens bilden, sind vergleichbar mit den Knicken in einem Schlauch, die das Wasser daran hindern, frei zu fließen.

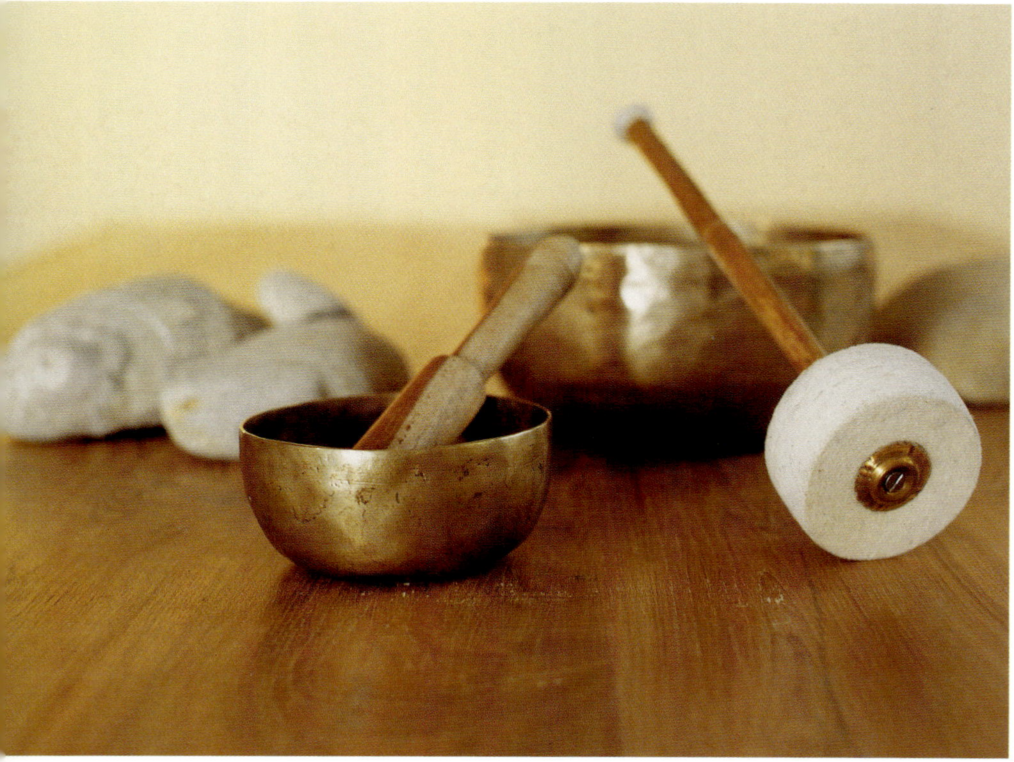

Die yogischen Entspannungshaltungen dienen zweierlei: Erstens geben sie uns die Möglichkeit die Auswirkungen der Haltungen im Übungsprogramm positiv zu erfahren und zweitens haben wir endlich einmal die Gelegenheit nichts zu tun – einfach nur zu sein. Dies ist es, was als »innerer Weg« bezeichnet wird. Wir lassen uns fallen, lösen uns vom auferlegten Leistungsdruck, legen Ehrgeiz und Perfektionismus für eine Weile auf die Seite, können unsere Seele baumeln lassen. Während wir entspannen richten wir unseren Blick nach innen und sind unser eigener Beobachter. Am Anfang wird dies ungewohnt sein – nur liegen und nichts tun, völlig bewegungslos. Für manche Menschen eine unvorstellbare Sache, da sie es mit »untätig sein« verbinden. Dem ist jedoch nicht so. Mit der Zeit lernen Sie Ihren Alltag loszulassen, sich zu befreien von der hektischen Außenwelt. Wenn Sie merken, wie frisch und motiviert Sie anschließend sind, können Sie bald nicht mehr darauf verzichten.

Beachten Sie

Ziehen Sie sich etwas wärmer an, als beim Üben der Asanas. Beseitigen Sie sämtliche Störfaktoren (grelles Licht, Telefon usw.) und achten Sie darauf, dass Sie nicht im Luftzug liegen. Beginnen Sie mit wenigen Minuten und erweitern Sie Ihre Entspannungszeit nach eigenem Empfinden auf bis zu eine halbe Stunde.

Umgekehrter See und Totenstellung

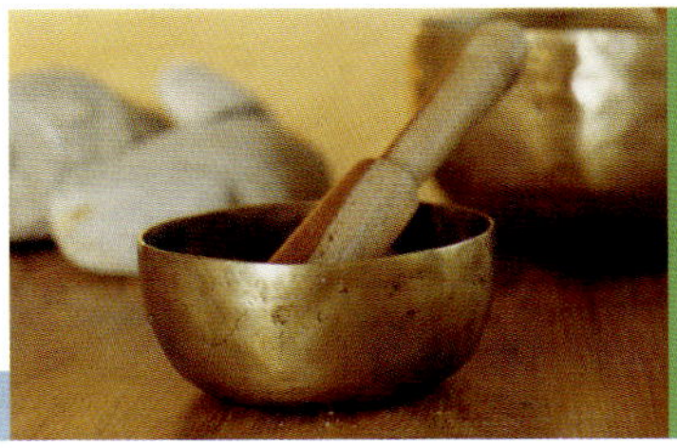

Übung 1

1 Für den umgekehrten See legen Sie sich an eine Wand. Das Becken ist durch mehrere gefaltete Decken erhöht, das Gesäß berührt die Mauer. Die Beine sind nach oben gestreckt. Kopf, Nacken und Schultern liegen auf dem Boden, die Arme sind entspannt auf der Seite, die Handflächen zeigen nach oben. Halten Sie den Kopf gerade und schließen Sie die Augen. Sie werden feststellen, dass die Atmung automatisch in den Bauch gelenkt wird. Der Bauchnabel hebt sich beim Einatmen und sinkt geschmeidig beim Ausatmen. Stellen Sie sich das weiche Anfahren und Anhalten eines Aufzuges vor. Lösen Sie alle Anspannungen im Körper und im Geist, genießen Sie und kommen Sie zu völliger Ruhe.

Übung 2

2 Die Totenstellung ist eine einfache und zugleich schwierige Yoga-Übung. Wer regelmäßig übt, wird bald die Ruhe selbst. Legen Sie sich flach auf den Rücken. Arme leicht geöffnet und ausgestreckt auf dem Boden ablegen, Handflächen nach oben. Entspannen Sie Nacken und Schultern. Hüftgelenke weich werden lassen, Füße fallen locker nach außen. Schließen Sie die Augen und ziehen Sie sich in Ihren inneren Raum zurück. Die Atmung fließt ruhig und gleichmäßig. Jedes Ausatmen lässt Sie schwerer werden und tief in den Boden sinken. Nach 10 bis 20 Minuten den Atem tiefer werden lassen und in alle Richtungen räkeln und strecken. Langsam nach oben zum Sitzen kommen.

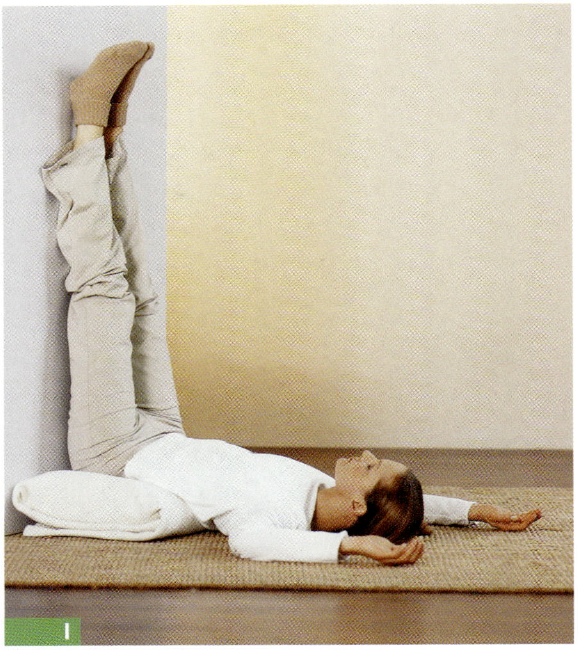

1

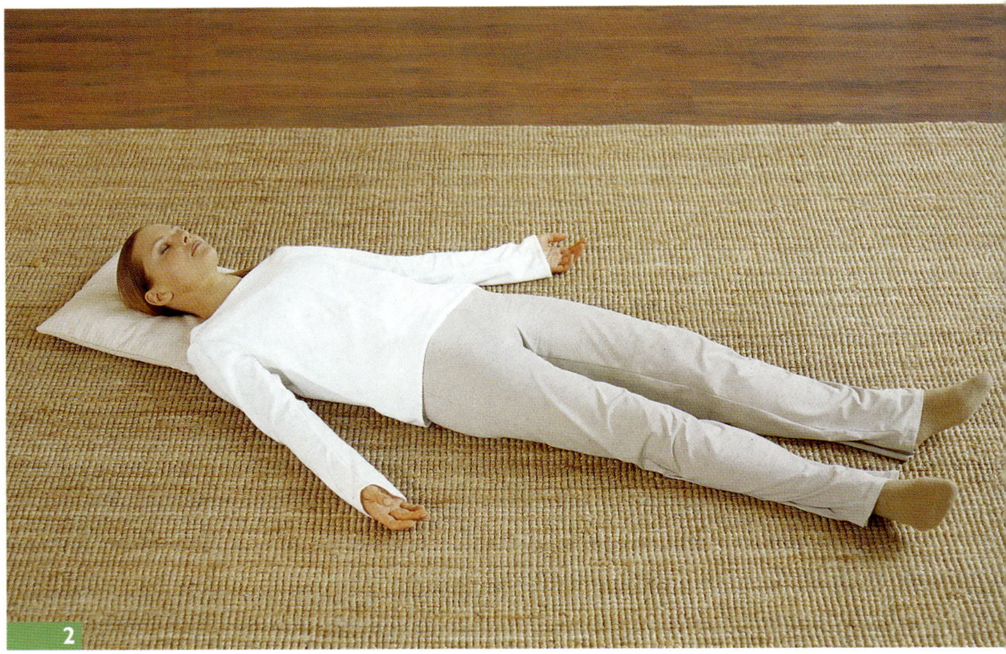

2

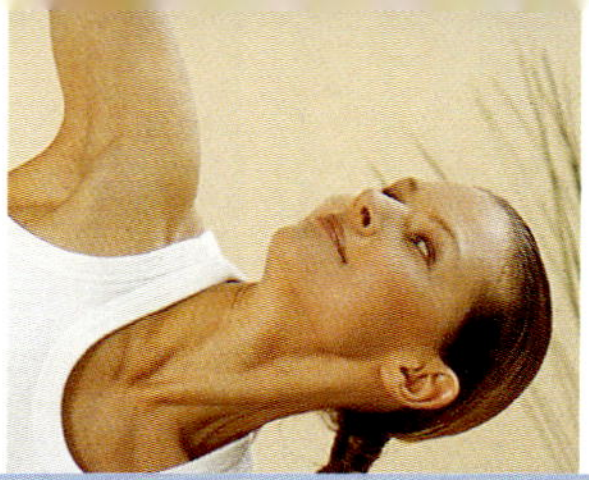

Yoga kompakt

Handle stets pflichtbewusst und ausdauernd
ohne Begehren nach den Früchten Deiner Arbeit.
(Bhagavad Gita)

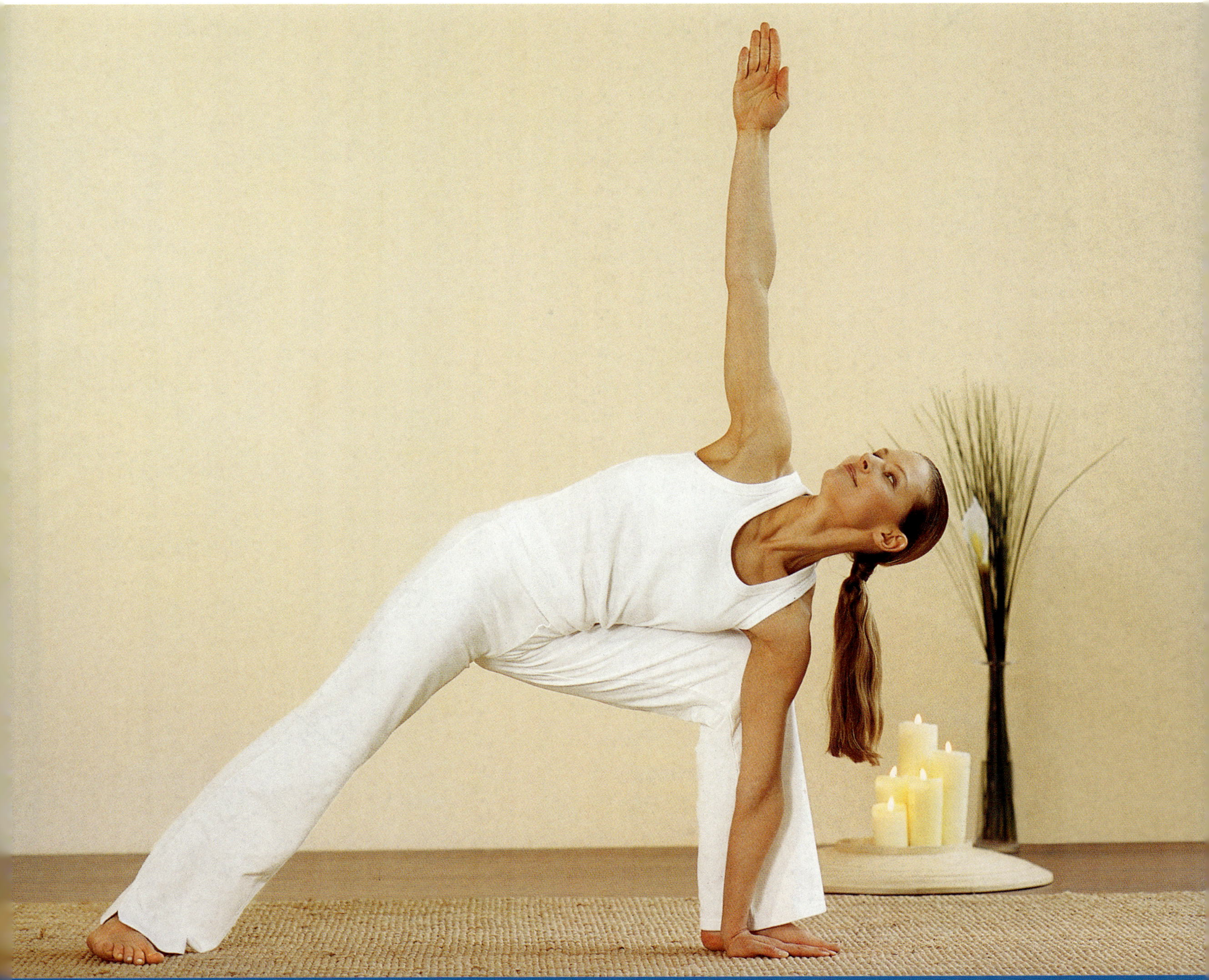

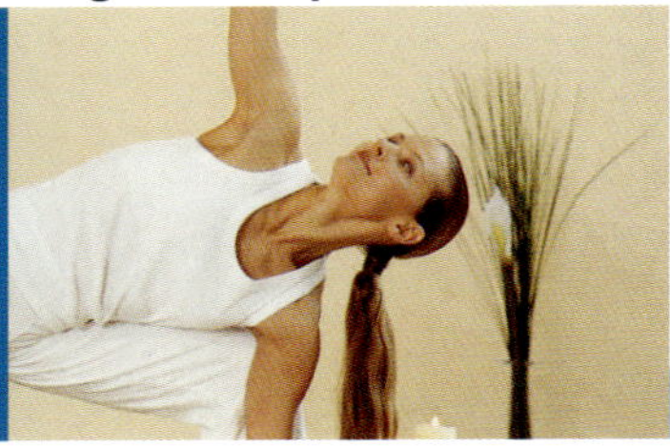

Der kleine Sonnengruß

Surya Namaskar

Allgemeines

Surya Namaskar ist eine Folge von mehreren Stellungen, die den gesamten Körper wohltuend beeinflussen. Das abwechselnde Beugen und Strecken weckt erschlaffte Bereiche, führt zu tiefer Atmung und Anregung des Kreislaufes. Beim Sonnengruß werden die Körperbewegungen und die Atmung so miteinander kombiniert, dass sie einen rhythmischen Ausgleich zwischen den verschiedenen Organen zustande bringen. Nach ein paar Durchgängen fühlt man sich wach und frisch. Sie werden feststellen, dass es keinen besseren Weg gibt, seinen Tag zu beginnen. Viele Yoga-Übende führen den Sonnengruß auch als Aufwärmprogramm vor dem eigentlichen Übungsprogramm durch.
Die hier vorgestellte Übungsreihe ist eine Variante von vielen möglichen.

Traditionell gilt Surya Namaskar als Tribut an das lebensspendende Licht der Sonne, weshalb man sich auch mit dem Gesicht gen Osten wendet, wenn man diese Serie durchführt. Die Yogis sind der Meinung, dass die ersten Tätigkeiten des Tages den gesamten Tagesablauf beeinflussen. Wenn man sich beim Üben das alldurchdringende Licht der Sonne vorstellt, schafft man eine positive Grundlage und gute Stimmung für bevorstehende Aufgaben.

Durchführung

Die einzelnen Stellungen müssen ruhig und dennoch rhythmisch ausgeführt werden. Alle Stellungen sind gleich wichtig und stehen ebenbürtig nebeneinander. Ruckartige Bewegungen, Unterbrechungen oder Tempowechsel sind zu vermeiden. Man muss seinen eigenen

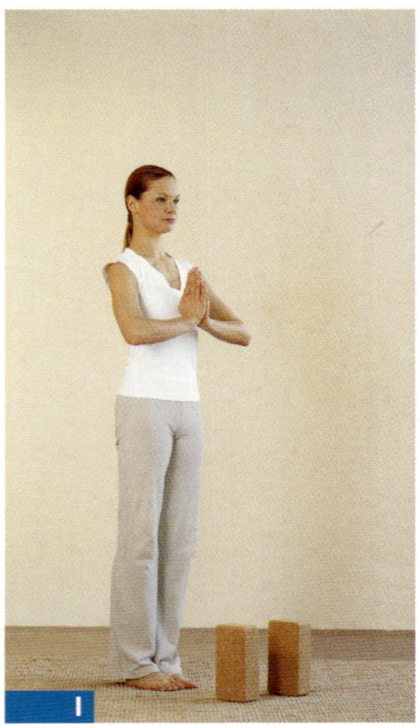
1

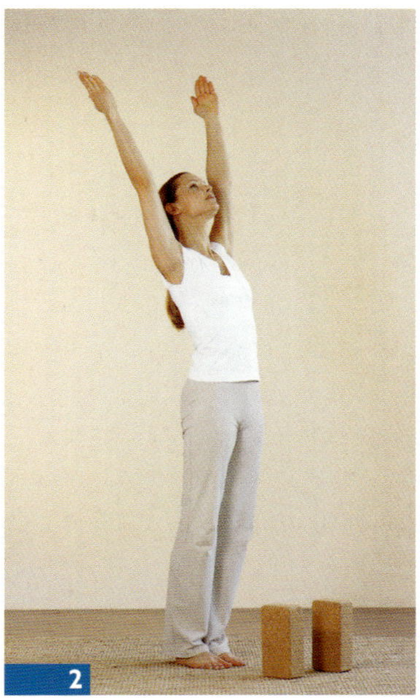
2

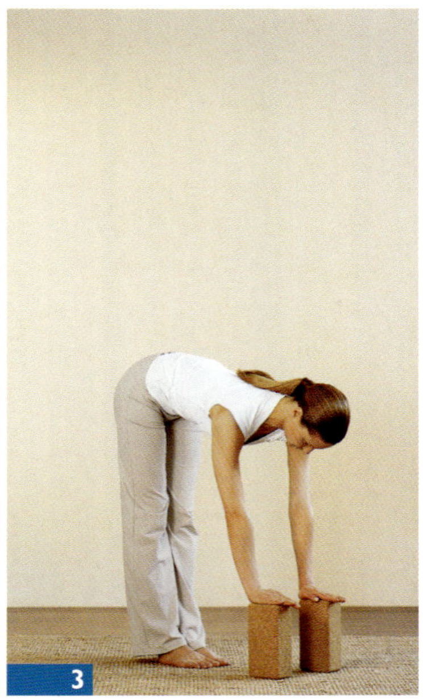
3

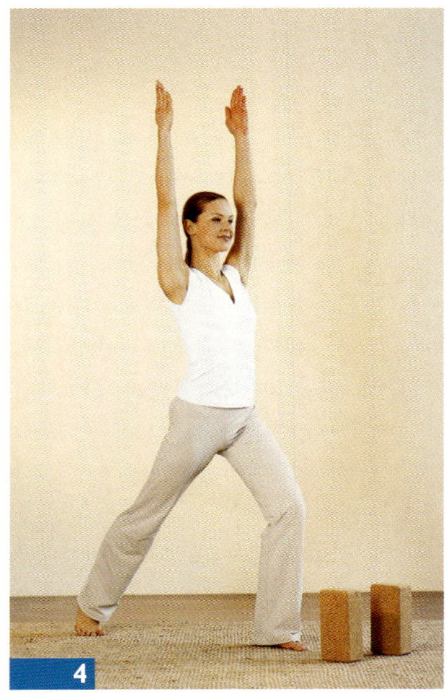
4

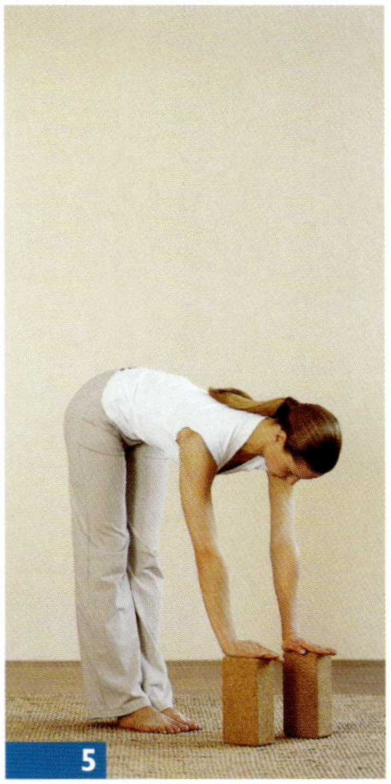

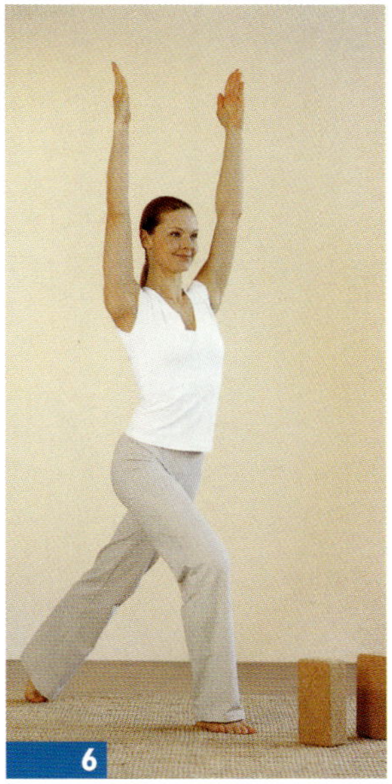

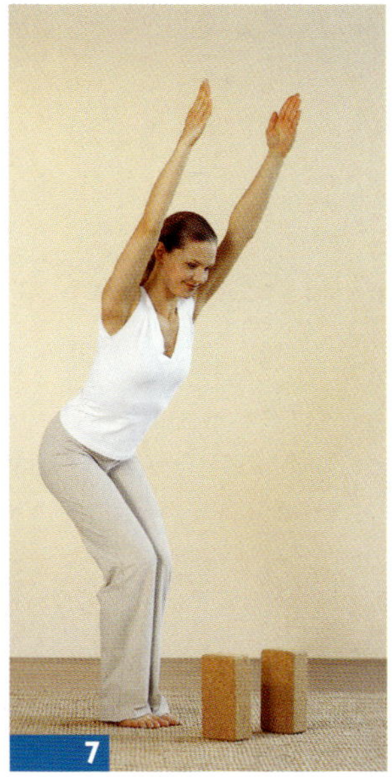

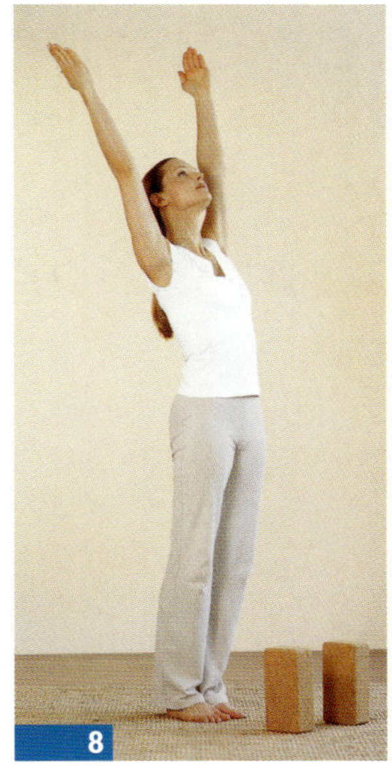

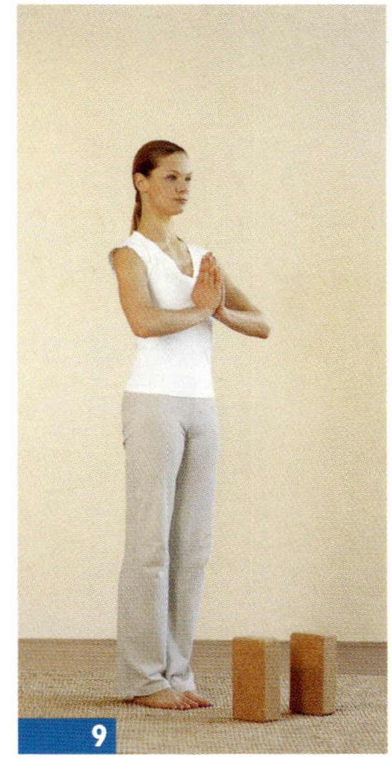

Fluss finden, Atem und Bewegung harmonisch miteinander abzustimmen. Wenn man außer Atem gerät, hat man zu rasch geübt. Es ist sinnvoll, wenn man sich zu Beginn auf die Haltungen und die Übergänge konzentriert. Später, wenn der Körper alle Bewegungen beherrscht, fügt man den passenden Atem hinzu. Als Einsteiger genügen zwei Durchgänge. Wer fleißig übt, kann die Durchgänge steigern und beliebig erhöhen.

1 Stehen Sie in der Berghaltung, Hände aneinander gelegt und vor dem Brustbein. Beine fest, Füße eng zusammen. Schultern entspannt.

2 Beine und Gesäß fest anspannen, Arme nach oben strecken und Rumpf leicht zurück beugen. Hierbei einatmen. Spüren Sie die Dehnung der Vorderseite.

3 Mit dem Ausatmen Rumpf gerade, Beine beugen und mit geradem Rücken nach unten beugen. Hände auf den Blöcken ablegen und dann beide Beine kraftvoll strecken. Spüren Sie die Dehnung der Beinrückseite.

4 Einatmen und mit dem rechten Bein einen weiten Ausfallschritt nach hinten. Vorderes Bein beugen, Knie genau über der Ferse. Arme und Rumpf lang nach oben strecken, Oberarme neben den Ohren.

5 Mit dem Ausatmen beide Füße wieder nebeneinander, Rumpf nach unten beugen, Hände auf die Blöcke und Beine strecken.

6 Einatmen und mit dem linken Bein nach hinten zum Ausfallschritt. Sonst wie Schritt 4.

7 Ausatmen und beide Beine nebeneinander in der halben Kniebeuge halten. Gewicht auf die Fersen, Gesäß nach hinten schieben, Rücken lang und Arme nach oben strecken. Oberarme neben die Ohren bringen.

8 Einatmen, Beine strecken und anspannen, Gesäßmuskeln und Beckenboden fest, Arme nach oben ziehen und Rumpf leicht zurückbeugen. Brustkorb heben, Bauchdecke lang machen.

9 Mit dem Ausatmen zurück in die Startposition kommen.

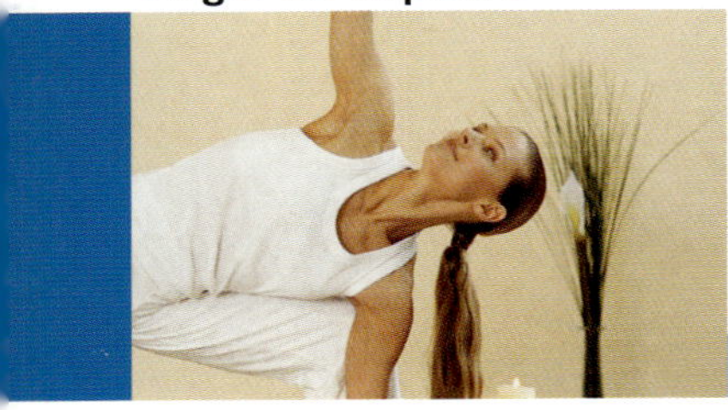

Energie tanken

Mit Yoga körperlich und geistig frisch werden

Die Sequenz »Energie tanken« eignet sich vorzüglich wenn Sie einmal müde und abgespannt sind. Die Übungen machen die Wirbelsäule wieder frei und beweglich, Rücken und Nacken werden aktiviert und dadurch von Muskelverspannungen befreit. Besonders nach einem langem Arbeitstag im Büro, aber auch in der Mittagspause können Sie üben. Wer weniger Zeit hat, sucht sich einige seiner Lieblingsübungen heraus und führt diese bewusst und konzentriert durch. Legen Sie besonderen Wert auf eine kontinuierlich fließende und tiefe Atmung.

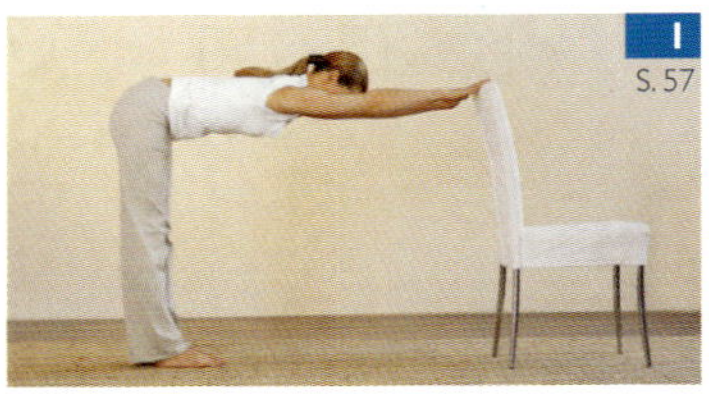

1 S. 57

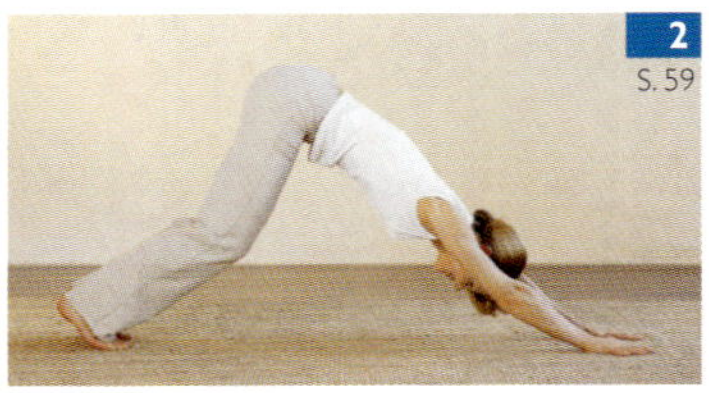

2 S. 59

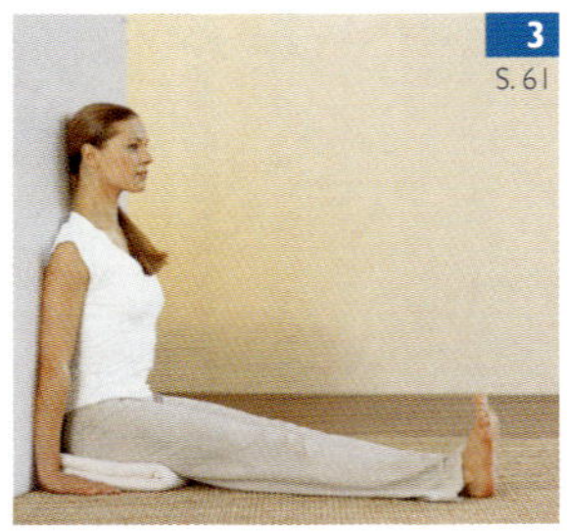

3 S. 61

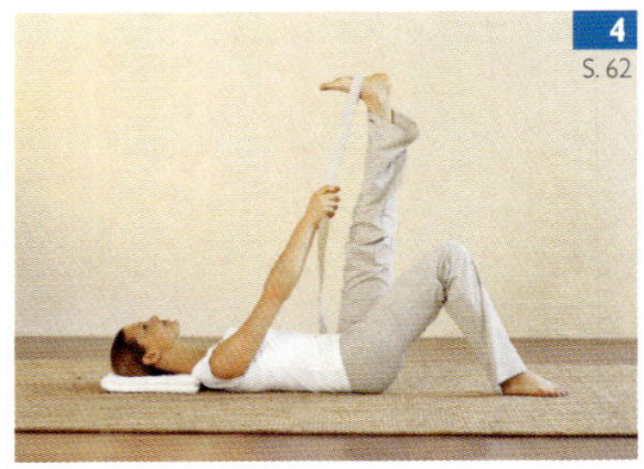

4 S. 62

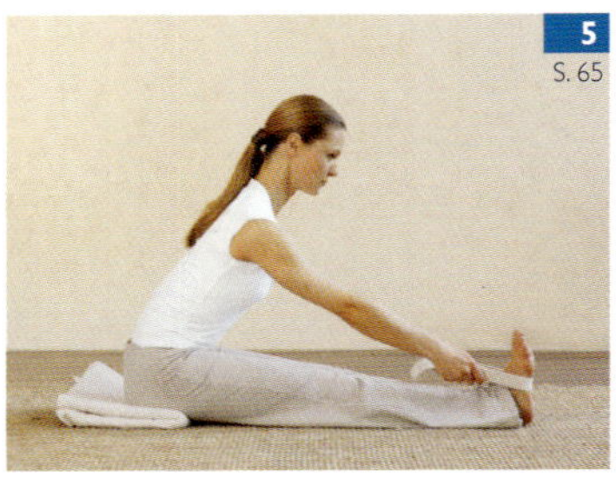

5 S. 65

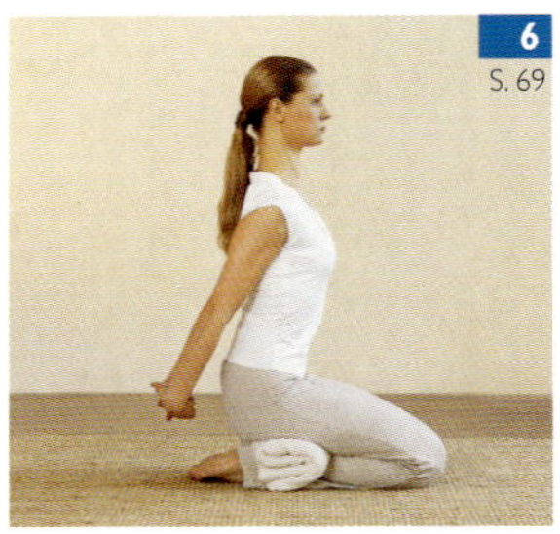

6 S. 69

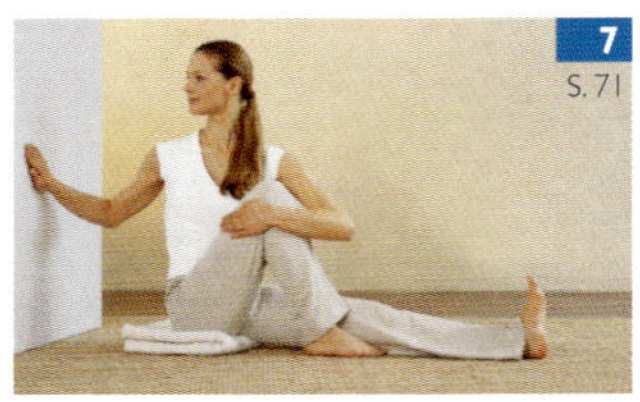

7 S. 71

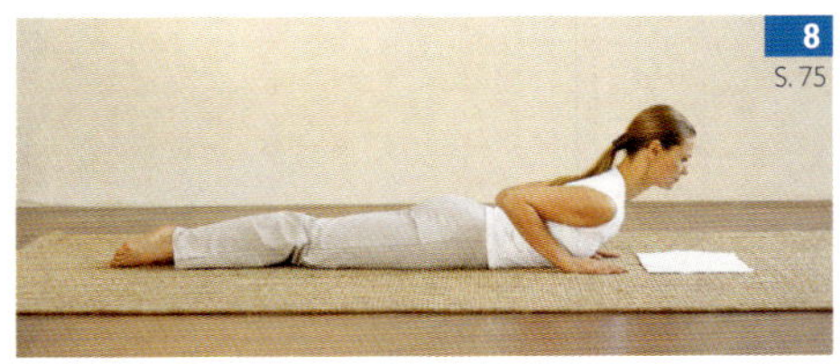

8 S. 75

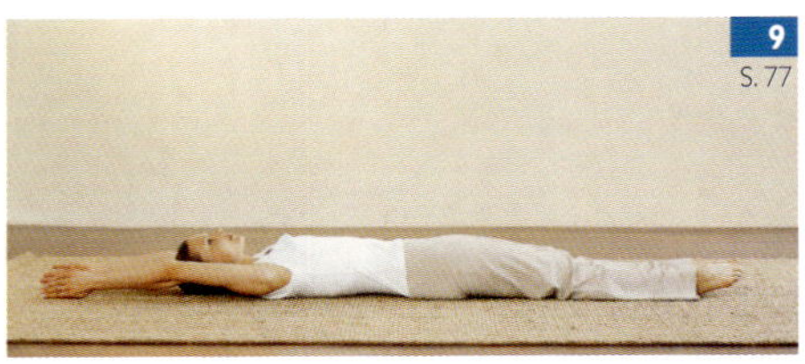

9 S. 77

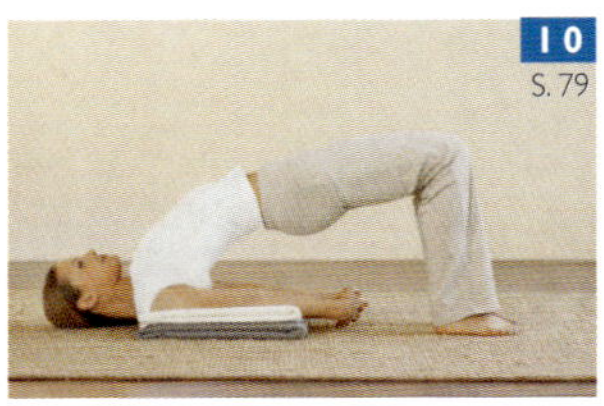

10 S. 79

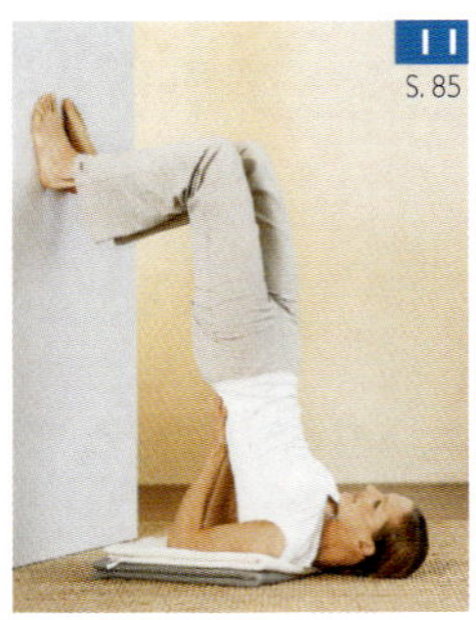

11 S. 85

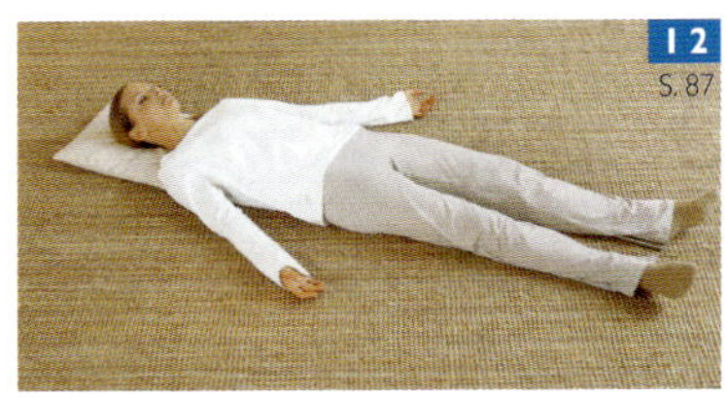

12 S. 87

Im Leben stehen

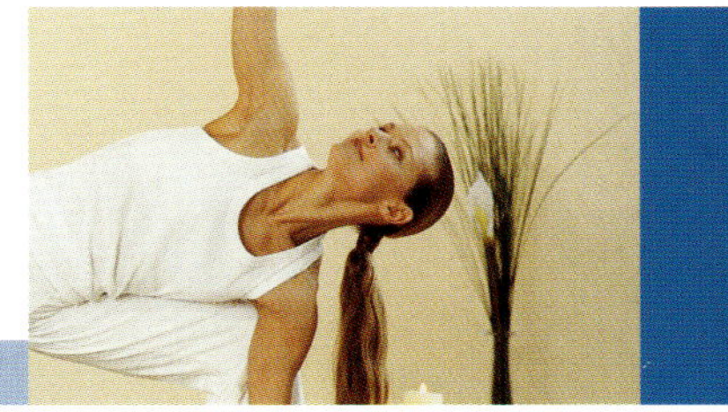

Standfestigkeit beweisen und selbstbewusst handeln

»Im Leben stehen« heißt das Motto dieser Übungsreihe. Regelmäßig ausgeführt verleihen uns diese Asanas eine große Portion Standfestigkeit und Durchhaltevermögen für die manchmal schwierigen Aufgaben im Leben. Verloren geglaubtes Selbstbewusstsein kehrt tief in Ihr Innerstes zurück. Ein Yogi soll seine Ziele niemals aus den Augen verlieren. Er soll seinen alltäglichen Pflichten, sich selbst und anderen gegenüber, überzeugt und doch ohne Begehren nach dem Ertrag nachgehen, stets rücksichtsvoll und auch zuvorkommend handeln.

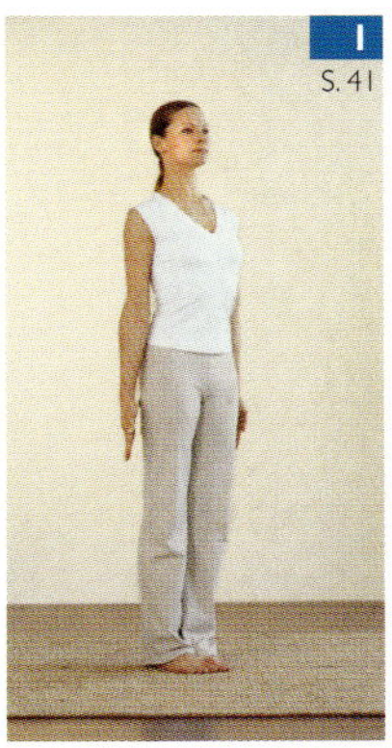

1 S. 41

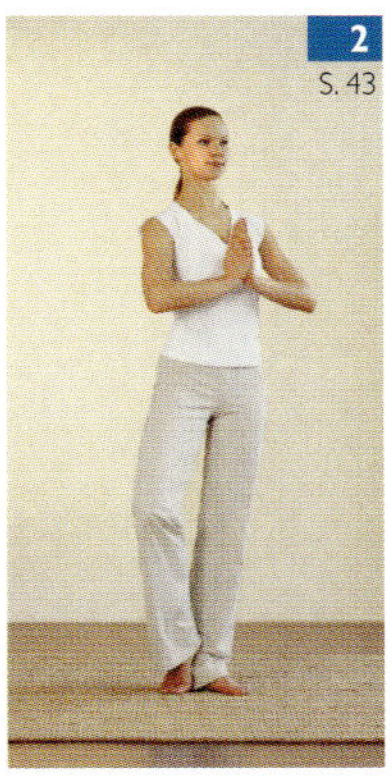

2 S. 43

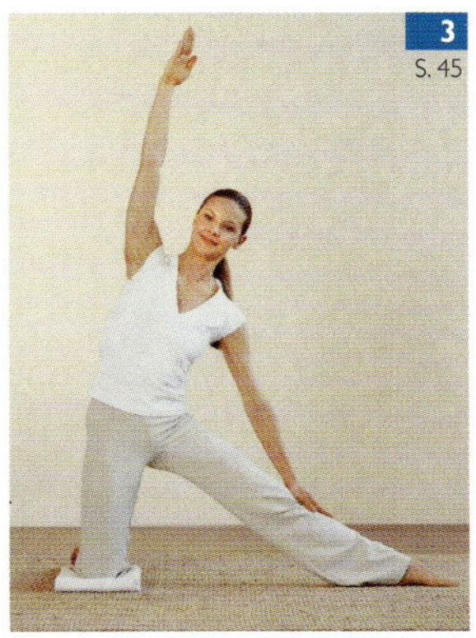

3 S. 45

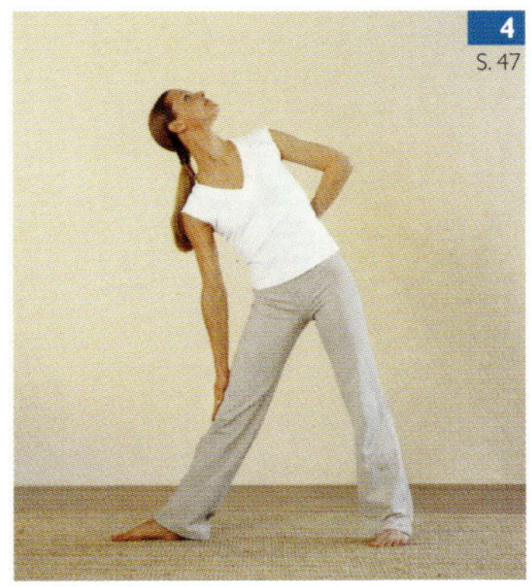

4 S. 47

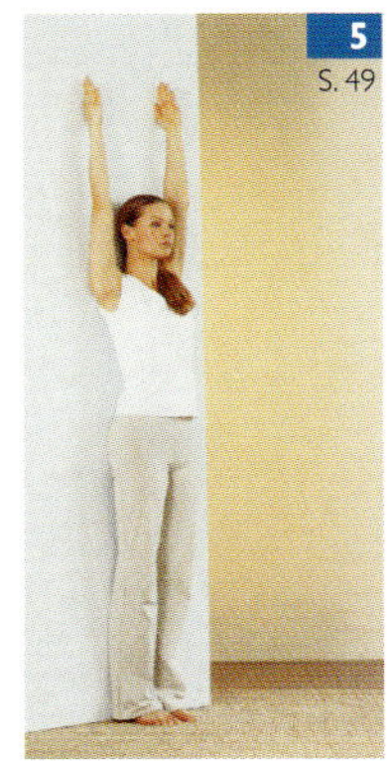

5 S. 49

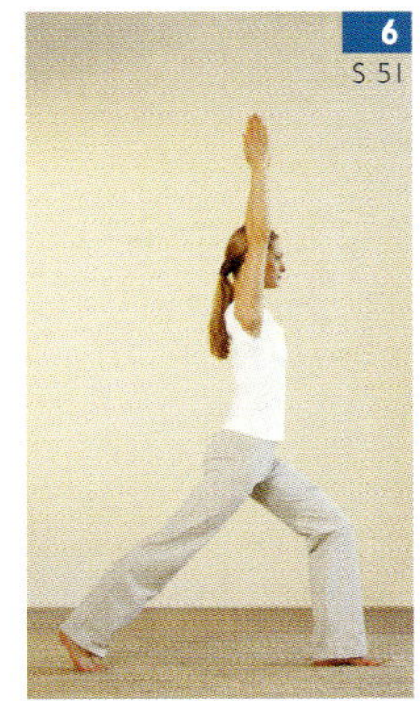

6 S. 51

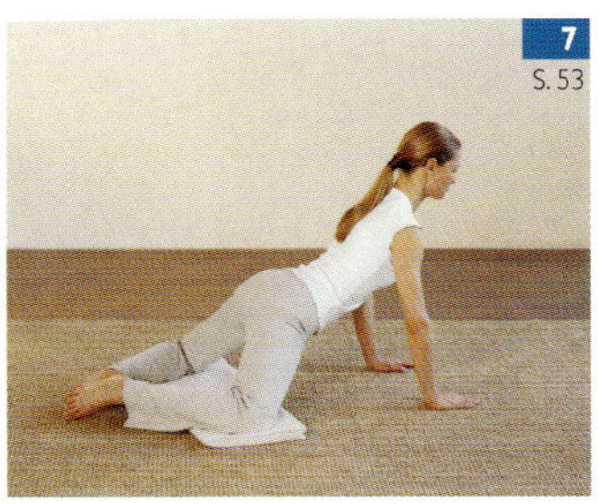

7 S. 53

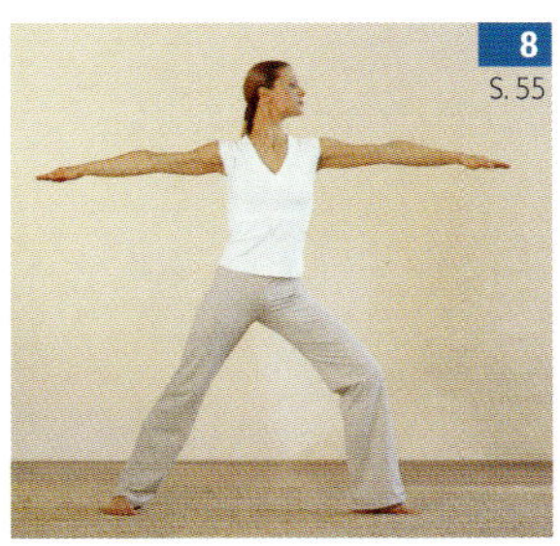

8 S. 55

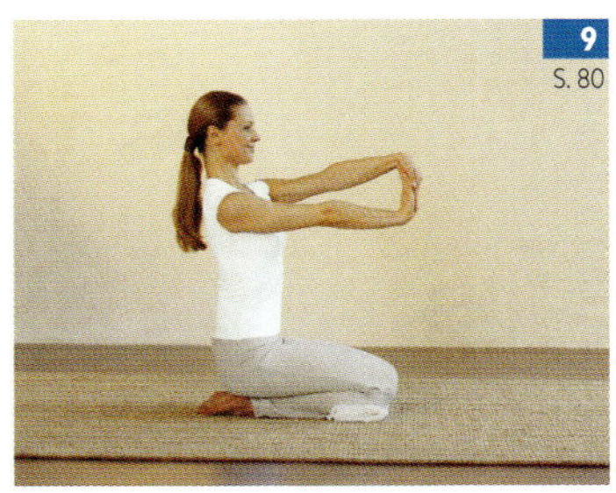

9 S. 80

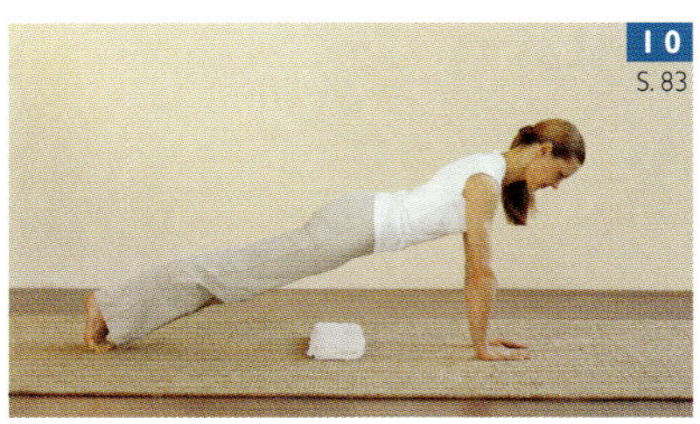

10 S. 83

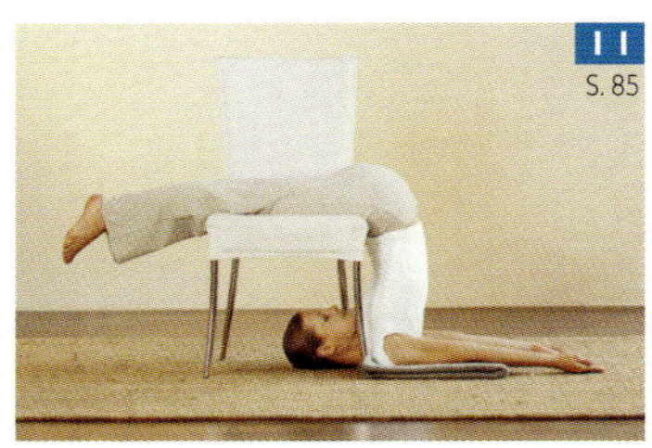

11 S. 85

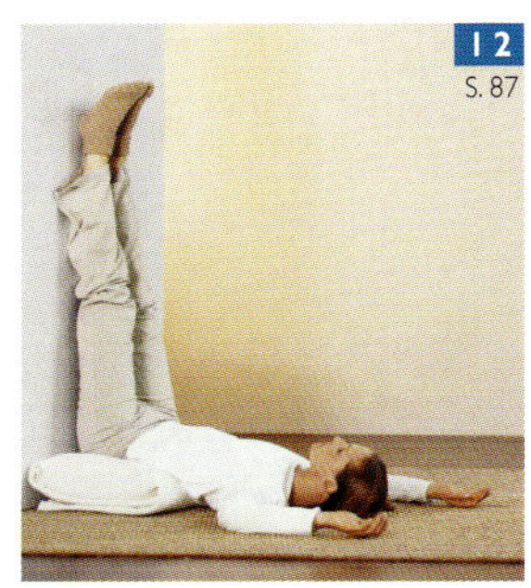

12 S. 87

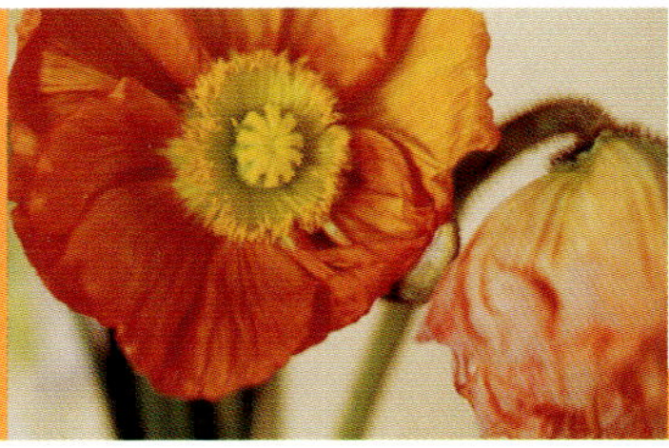

Register

Literatur

Carrico, Mara: Yoga Basics – The Essential Beginner's Guide to Yoga for a Lifetime of Health and Fitness, Henry Holt and Company 1997
Iyengar, B. K. S.: Yoga – der Weg zu Gesundheit und Harmonie, DK 2001
Mawley, Jack: Bhagavad Gita, Arkana-Goldmann 2002
Metha Silva, Mira und Shyam: Yoga-Gymnastik für Entspannung, Energie und Wohlbefinden, Christian Verlag 2003
Sriram, R.: Patanjali Yogasutra Arbeitsbuch, Eigenverlag 2003
Swâtmârâma, Swami: Matha-Yoga Pradipika, Phänomen-Verlag 2004

Autoren

Wolfgang Mießner

Wolfgang unterrichtet seit mehr als 15 Jahren gesundheitsorientierte Bewegungsprogramme. Seit vielen Jahren setzt er sich aktiv mit Yoga und auch der Pilates-Trainingsmethode auseinander. Seine bisherigen Ausbildungen absolvierte er in Deutschland, Indien und den USA. In seinem Yoga- und Pilates-Studio in München, welches er zusammen mit seiner Lebensgefährtin führt, bietet er Kurse für Jugendliche, Erwachsene und Ältere aller Leistungsstufen an und bildet Yoga-Lehrer aus.

Amiena Zylla

Amiena hat Yoga bereits im Leib ihrer indisch-afrikanischen Mutter erlebt. Nach ihrer Geburt begleitete sie ihre Eltern auf deren Yoga-Reisen um die Welt und war dadurch ständig mit Yoga in Berührung. Bewegung wurde ihr quasi in die Wiege gelegt und so fing sie schon in jungen Jahren an, selbst Yoga zu praktizieren. Für den modernen Tanz begeisterte sie sich bereits ab ihrem 7. Lebensjahr. Viele Jahre später folgten Tanzpädagogen-Ausbildungen in Deutschland und Südafrika. Ihre Yoga- und Pilates-Ausbildungen absolvierte sie in Deutschland, Indien und den USA. In ihrem Yoga- und Pilates-Studio in München unterrichtet sie Kinder und Erwachsene, bietet spezielle Yoga-Kurse und Workshops für Frauen an und bildet Pilates-Lehrer aus.

Kontakt zu den Autoren
www.werkstatt-7.de

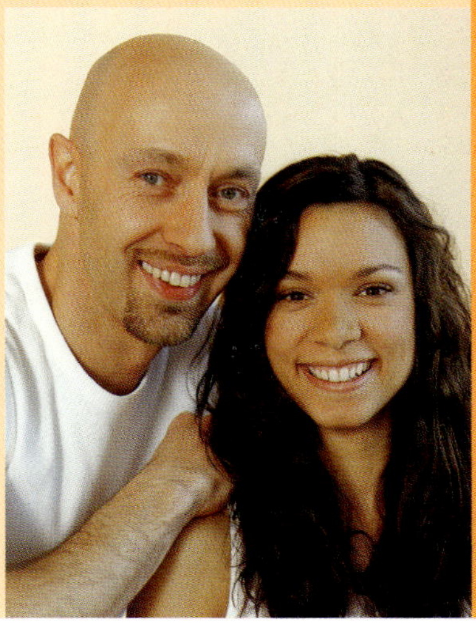

Bibliographische Information der Deutschen Bibliothek

Die Deutsche Bibliothek verzeichnet diese Publikation in der Deutschen Nationalbibliographie; detaillierte bibliographische Daten sind im Internet über http://dnb.ddb.de abrufbar.

BLV Buchverlag GmbH & Co. KG
80797 München

Hinweis

Das vorliegende Buch wurde sorgfältig erarbeitet. Dennoch erfolgen alle Angaben ohne Gewähr. Weder Autoren noch Verlag können für eventuelle Nachteile oder Schäden, die aus den im Buch vorgestellten Informationen resultieren, eine Haftung übernehmen.

Danksagung

Wir bedanken uns ganz herzlich bei dem Hersteller Venice Beach c/o ten east pr media events für die freundliche Unterstützung und die Einkleidung unseres Models.

Venice Beach
Friesenweg 2 a
22763 Hamburg
Tel: 040 89 720
Internet: www.venice-beach.com

VENICE BEACH

Bildnachweis: alle Fotos Sammy Hart
Grafiken: Joanna Hegemann, Hamburg

Umschlaggestaltung: Joko Sander Werbeagentur, München
Umschlagfotos: Sammy Hart

Lektoratsleitung: Sabine Schulz
Lektorat: Claudia Götz, Manuela Stern
Herstellung: Ruth Bost
Layoutkonzept Innenteil: fuchs_design, Ottobrunn
Layout und Satz: Uhl & Massopust, Aalen

Gedruckt auf chlorfrei gebleichtem Papier

Printed in Italy
ISBN 3-405-16851-1

Bestform für Körper und Seele

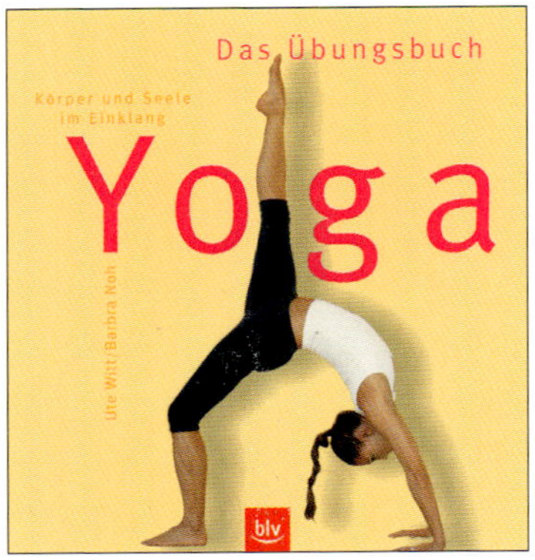

Ute Witt/Barbra Noh
Yoga – Das Übungsbuch
Die besten Übungen der verschiedenen Yoga-Ausrichtungen – undogmatisch vermittelt: Grundlagen, Geschichte, Atmung, Meditation; rund 70 Asanas (Körperhaltungen) mit Anleitung und Wirkung; mit vier Übungsprogrammen.
ISBN 3-405-16726-4

Siegbert Engel
Qi Gong – Das Übungsbuch
Mehr Ruhe und Kraft – der sanfte Weg zu mehr Vitalität und Lebensfreude: Geschichte des Qi Gong, Grundlagen, Übungen für Atmung, Haltung, Bewegung, Entspannung, Selbstmassage, Akupressur.
ISBN 3-405-16788-4

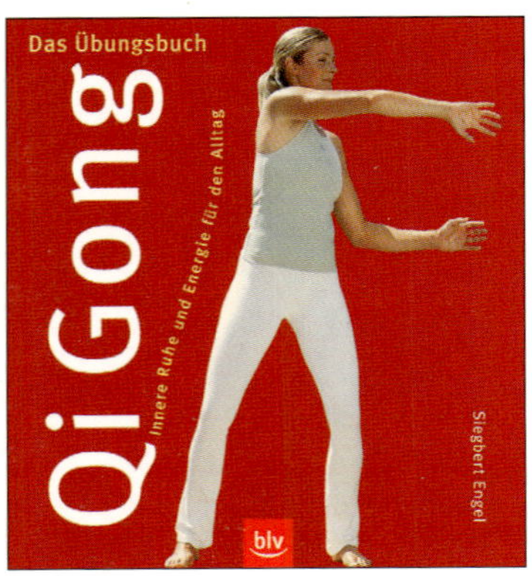

Uschi Moriabadi
Pilates – Das Übungsbuch
Der aktuelle Fitness-Trend mit Übungen für jedes Alter und jede Leistungsstufe; die »Magischen Fünf«: ausgewählte Übungen für den Rücken, das Training am Morgen und am Abend.
ISBN 3-405-16731-0

Joanna Hall
Get fit! Feel good!
Gesundheit und Wohlbefinden für Körper, Geist und Seele: effektive Übungen für jeden Fitness-Level, Tipps für mehr Bewegung im Alltag.
ISBN 3-405-16656-X

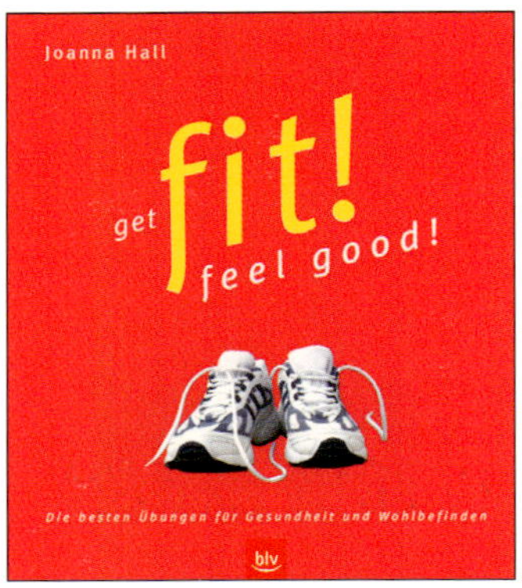

Uschi und Ronny Moriabadi
Lazy Fitness
Das Programm für mehr Bewegung im Alltag: Übungen zum Aufwachen, für Autofahrer, für Herz und Kreislauf usw.
ISBN 3-405-16725-6

Heike Höfler
Training für den Beckenboden
Das starke Lebensgefühl – mehr Energie aus der Körpermitte: einfache Übungen zur Stärkung der Beckenbodenmuskulatur, gezieltes Training bei gesundheitlichen Problemen; Wirkung auf Körper, Psyche und Selbstbewusstsein.
ISBN 3-405-16787-6

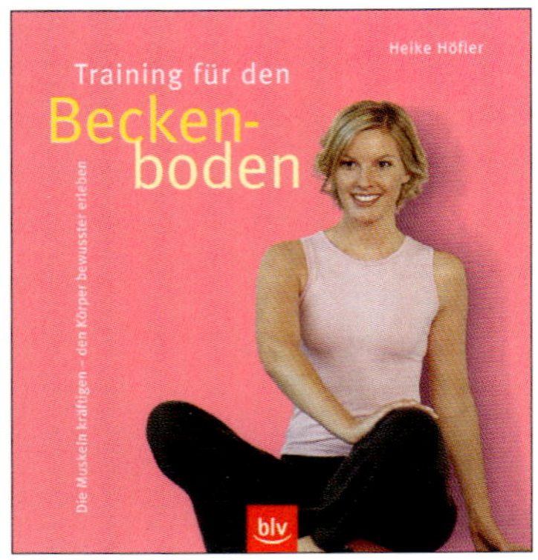

Dr. Antje Materna/
Rimbert Westerkamp
Rücken – fit und schmerzfrei!
Medizinische Grundlagen; Trainingsprogramme zum Dehnen, Mobilisieren, Kräftigen und Entspannen; mit speziellen Übungen für Kinder, Senioren und Schwangere, fürs Büro und bei chronischen Beschwerden.
ISBN 3-405-16494-X

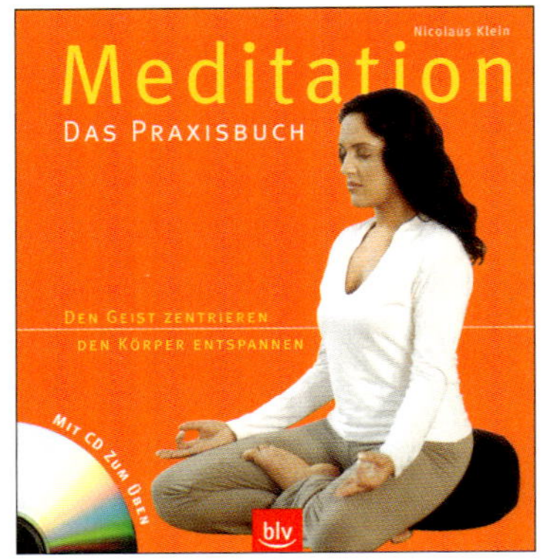

Nicolaus Klein
Meditation – Das Praxisbuch
Entspannt und gelassen den Alltag meistern: Grundlagen und Wirkung auf Körper, Geist, Psyche und Gesundheit; Meditation im Sitzen, Stehen, Liegen und in Bewegung (Yoga, Tai Chi, Qi Gong, Tanz); mit CD zum Üben: 4 geführte Meditationen – Schritt für Schritt.
ISBN 3-405-16934-8

BLV Sportpraxis Top
Siegbert Engel
Richtig Tai Chi
Die Bewegungskunst, die Gesundheit, Fitness, Konzentration und Entspannung fördert: Geschichte des Tai Chi, Vorübungen, Grundelemente, die 24-Bilder-Form, Übungsempfehlungen.
ISBN 3-405-16659-4

Im BLV Buchverlag finden Sie Bücher zu den Themen: Garten und Zimmerpflanzen • Natur • Heimtiere • Jagd und Angeln • Pferde und Reiten • Sport und Fitness • Wandern und Alpinismus • Essen und Trinken

blv

Ausführliche Informationen erhalten Sie bei:
BLV Buchverlag GmbH & Co. KG
Postfach 40 02 20 • 80702 München
Telefon 089/12705-0 • Fax -543 • www.blv.de